Advances in Anatomy, Embryology and Cell Biology
Ergebnisse der Anatomie und Entwicklungsgeschichte
Revues d'anatomie et de morphologie expérimentale

Springer-Verlag Berlin Heidelberg New York

This journal publishes reviews and critical articles covering the entire field of normal anatomy (cytology, histology, cyto- and histochemistry, electron microscopy, macroscopy, experimental morphology and embryology and comparative anatomy). Papers dealing with anthropology and clinical morphology will also be accepted with the aim of encouraging co-operation between anatomy and related disciplines.

Papers, which may be in English, French or German, are normally commissioned, but original papers and communications may be submitted and will be considered so long as they deal with a subject comprehensively and meet the requirements of the Ergebnisse.

For speed of publication and breadth of distribution, this journal appears in single issues which can be purchased separately; 6 issues constitute one volume.

It is a fundamental condition that manuscripts submitted should not have been published elsewhere, in this or any other country, and the author must undertake not to publish elsewhere at a later date.

25 copies of each paper are supplied free of charge.

Les résultats publient des sommaires et des articles critiques concernant l'ensemble du domaine de l'anatomie normale (cytologie, histologie, cyto et histochimie, microscopie électronique, macroscopie, morphologie expérimentale, embryologie et anatomie comparée. Seront publiés en outre les articles traitant de l'anthropologie et de la morphologie clinique, en vue d'encourager la collaboration entre l'anatomie et les disciplines voisines.

Seront publiés en priorité les articles expressément demandés nous tiendrons toutefois compte des articles qui nous seront envoyés dans la mesure où ils traitent d'un sujet dans son ensemble et correspondent aux standards des «Résultats». Les publications seront faites en langues anglaise, allemande et française.

Dans l'intérêt d'une publication rapide et d'une large diffusion lestravaux publiés paraitront dans des cahiers individuels, diffusés séparément: 6 cahiers formen t un volume.

En principe, seuls les manuscrits qui n'ont encore été publiés ni dans le pays d'origine ni à l'étranger peuvent nous être soumis. L'auteur d'engage en outre à ne pas les publier ailleurs ultérieurement.

Les auteurs recevront 25 exemplaires gratuits de leur publication.

Die Ergebnisse dienen der Veröffentlichung zusammenfassender und kritischer Artikel aus dem Gesamtgebiet der normalen Anatomie (Cytologie, Histologie, Cyto- und Histochemie, Elektronenmikroskopie, Makroskopie, experimentelle Morphologie und Embryologie und vergleichende Anatomie). Aufgenommen werden ferner Arbeiten anthropologischen und morphologisch-klinischen Inhaltes, mit dem Ziel, die Zusammenarbeit zwischen Anatomie und Nachbardisziplinen zu fördern.

Zur Veröffentlichung gelangen in erster Linie angeforderte Manuskripte, jedoch werden auch eingesandte Arbeiten und Orginalmitteilungen berücksichtigt, sofern sie ein Gebiet umfassend abhandeln und den Anforderungen der „Ergebnisse" genügen. Die Veröffentlichungen erfolgen in englischer, deutscher und französischer Sprache.

Die Arbeiten erscheinen im Interesse einer raschen Veröffentlichung und einer weiten Verbreitung als einzeln berechnete Hefte; je 6 Hefte bilden einen Band.

Grundsätzlich dürfen nur Manuskripte eingesandt werden, die vorher weder im Inland noch im Ausland veröffentlicht worden sind. Der Autor verpflichtet sich, sie auch nachträglich nicht an anderen Stellen zu publizieren.

Die Mitarbeiter erhalten von ihren Arbeiten zusammen 25 Freiexemplare.

Manuscripts should be addressed to/Envoyer les manuscrits à/Manuskripte sind zu senden an:

Advances in Anatomy, Embryology and Cell Biology
Ergebnisse der Anatomie und Entwicklungsgeschichte
Revues d'anatomie et de morphologie expérimentale

48 · 6

Norbert Simon
Rudolf Reinboth

Adenohypophyse und Hypothalamus Histophysiologische Untersuchungen bei Lepomis (Centrarchidae)

Mit 41 Abbildungen

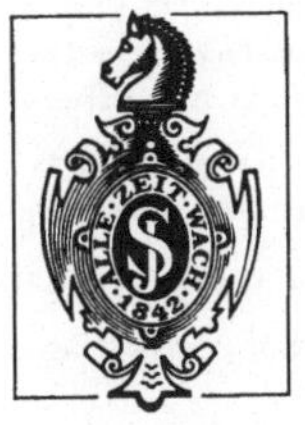

Springer-Verlag Berlin Heidelberg GmbH 1974

Dr. Norbert Simon
Professor Dr. Rudolf Reinboth
Institut für Zoologie
der Johannes Gutenberg-Universität
6500 Mainz
Saarstraße 21

ISBN 978-3-540-06749-8 ISBN 978-3-662-05596-0 (eBook)
DOI 10.1007/978-3-662-05596-0

Ursprünglich erschienin bei Springer-Verlag Berlin Heidelberg New York 1974

Druck der Universitätsdruckerei H. Stürtz AG, Würzburg

Inhaltsverzeichnis

Diese Arbeit ist in bleibender Dankbarkeit dem Gedenken an Professor Ernst Scharrer-New York gewidmet. Einem von uns (N. Simon) gewährte er 1964/65 einen Arbeitsplatz am Department of Anatomy des Albert Einstein College of Medicine in New York und förderte einen wesentlichen Teil der vorliegenden Untersuchung materiell in großzügigster Weise. Vor allem aber erinnern wir uns auch der zahlreichen Unterhaltungen und Diskussionen, in denen wir Ernst Scharrer als ungewöhnlich warmherzigen Menschen erlebten und als ideenreichen Forscher, von dem wir über das engere Thema hinaus zahlreiche Anregungen erhielten. Nach seinem tragischen Tode erfuhren wir in gleicher Weise jede nur erdenkliche Hilfe und wissenschaftliche Beratung durch seine Frau, Professor Berta Scharrer. Dem Ehepaar Scharrer gilt unser tiefempfundener Dank.

Dr. Madeleine Olivereau-Paris fühlen wir uns sehr verpflichtet für viele technische Ratschläge und wertvolle kritische Hinweise bei der Durchsicht des Manuskripts.

Einleitung und Problemstellung

Für die endokrine Kontrolle der Fortpflanzung werden bei allen Wirbeltieren die Wechselwirkungen zwischen Gonaden, Hypophyse und Hypothalamus als besonders wichtig angesehen. Bei der Mehrzahl der Wirbeltiere, insbesondere bei allen Nichtsäugern, kommt Milieufaktoren, vor allem Licht- und Temperatureinflüssen, eine bedeutsame Steuerfunktion für den Ablauf der hormonalen Prozesse im Inneren des Tieres zu. Die Aufschlüsselung der endogenen Komponenten im Fortpflanzungsgeschehen konnte bei Säugern am weitesten vorangetrieben werden und erzielte in jüngerer Zeit mit dem Nachweis des hypophysiotropen Releasing-Faktors LRF, seiner Strukturaufklärung und seiner Synthese (vgl. die Zusammenfassungen von Schally u. Kastin, 1972; Schally *et al.*, 1972; sowie Harris, 1972) einen neuen Höhepunkt.

Im Vergleich hierzu nehmen sich unsere Kenntnisse über die entsprechenden Zusammenhänge bei niederen Wirbeltieren eher bescheiden aus. Nicht nur die Funktionsbeziehungen zwischen den drei erwähnten endokrinen Organen sind noch ungenügend erforscht; selbst die Kenntnis ihrer Strukturen bei diesen Tieren ist nicht nur lückenhaft, sondern zum Teil kontrovers. Dies gilt insbesondere für die bei weitem größte Wirbeltiergruppe, die Knochenfische. Trotz einer nicht geringen Zahl von Einzeluntersuchungen sind noch viele Fragen offen. Der Streit darüber, ob bei Fischen ein oder zwei gonadotrope Hormone die Tätigkeit der Gonaden steuern und in der Hypophyse zwei Typen gonadotroper Zellen unterschieden werden können (vgl. Reinboth, 1972), ist hierfür symptomatisch. Es soll an dieser Stelle nicht erörtert werden, ob die außerordentlich große Mannigfaltigkeit fortpflanzungsbiologischer Spezialisationen bei den Knochenfischen oder ein relativer Mangel an experimentellen Arbeiten innerhalb dieser Tiergruppe als Grund unseres unzureichenden Wissens anzusehen sind.

Die zusammenfassenden Referate von Ball u. Baker (1969), Jørgensen (1968), Dodd *et al.* (1971) machen aber deutlich, daß weitere Experimentaluntersuchungen dringend erforderlich sind. Obwohl die vermehrte Übertragung moderner Arbeitstechniken auf Untersuchungen an Fischen wertvolle Ergebnisse verspricht, wie die Veröffentlichung von Peter (1970) beispielhaft beweist, erscheint daneben die Verwendung klassischer histophysiologischer Experimentalverfahren nach wie vor als nützlich. Dies gilt vor allem deshalb, weil bei mehreren artenreichen Teleostier-Ordnungen selbst die bloße Deskription der an der Fortpflanzung beteiligten endokrinen Organe, insbesondere der Hypophyse und des Hypothalamus, erhebliche Lücken aufweist. So hat z.B. die große Gruppe der Perciformen mit ihrer ungewöhnlich großen Variationsbreite fortpflanzungsbiologischer Besonderheiten im Vergleich zu den Cyprinodontiformen viel zu wenig Aufmerksamkeit gefunden.

Die Untersuchung der Perciformen-Gattung *Lepomis* in der vorliegenden Arbeit versucht, die Kenntnisse über diese wichtige Teleostier-Gruppe zu erweitern. Für die spezielle Wahl des zu den Centrarchiden gehörenden Genus war eine vor allem bei den Perciformen weitverbreitete fortpflanzungsbiologische Besonderheit, das relativ häufige Vorkommen ambisexueller Geschlechtsorganisation bei marinen Arten (Reinboth, 1970) mitbestimmend. Die im Süßwasser lebenden Centrarchiden stehen in naher verwandtschaftlicher Beziehung zu den Serraniden, unter denen neben der Mehrzahl gonochoristischer Arten zahlreiche Beispiele für

Simultanhermaphroditismus und Protogynie bekannt geworden sind. Bei *Lepomis* selbst fanden wir in einer isolierten Population von *L. cyanellus* 20% zwittriger Tiere, deren Gonadenstruktur auf eine Maskulinisierung ursprünglich weiblicher Tiere schließen läßt (unveröffentlicht; vgl. Atz, 1965).

Die physiologischen Grundlagen der Ambisexualität bei Teleostiern sind bis heute so gut wie unbekannt (Reinboth, 1962, 1970). Weil die Mehrzahl der ambisexuellen Teleostier marin und deshalb für Experimentaluntersuchungen weniger gut geeignet ist, schien die Centrarchidengattung *Lepomis* als Untersuchungsobjekt besonders vorteilhaft, um die an ihr gewonnenen Erfahrungen nach Möglichkeit in künftigen Untersuchungen an ambisexuellen Arten nutzen zu können.

Da bei einer größeren Zahl von Teleostiern deutliche Korrelationen zwischen morphologischen Veränderungen basophiler Zellen der Adenohypophyse und den Reifungsvorgängen in den Gonaden beobachtet wurden (vgl. Pickford u. Atz, 1957; van Oordt, 1968), kam es zunächst darauf an, Parallelen zwischen Veränderungen in der Hypophyse und den Gonaden im Verlauf des Jahrescyclus aufzufinden. Zusätzliche experimentelle Eingriffe, die gezielt hemmend oder fördernd auf das Rückkopplungssystem Hypophyse–Gonade einwirken, müssen vorgenommen werden, weil solche jahrescyclischen Veränderungen meist in mehreren Zelltypen der Adenohypophyse und auch in mehreren Erfolgsorganen gleichzeitig beobachtet werden können. Erst eine vergleichende Auswertung der Ergebnisse aus der Beschreibung des Jahrescyclus und aus den experimentellen Untersuchungen ermöglicht eine hinreichend sichere Identifizierung der funktionellen Zelltypen der Adenohypophyse.

Da die TSH-produzierenden Zellen wie die gonadotropen Zellen basophil sind und die cytologische Differenzierung der einzelnen Zelltypen nur auf experimentellem Wege gesichert werden kann, wurden die Untersuchungen auf das Schilddrüsen-Hypophysensystem ausgedehnt, zumal bei einigen Teleostiern die Schilddrüse die Fortpflanzungsvorgänge zu beeinflussen scheint (vgl. Pickford u. Atz, 1957; Hoar, 1969).

Die Kontrolle der Hypophysenfunktion durch den Hypothalamus ist bei den Säugern als gesicherte Tatsache erwiesen (Harris, 1960; Scharrer u. Scharrer, 1963; Schally *et al.*, 1972). In den übrigen Wirbeltierklassen konnte diese Kontrolle für einen Teil der Funktionen der Adenohypophyse bisher als zumindest sehr wahrscheinlich aufgezeigt werden (Benoit, 1962; Jørgensen, 1968; Ball *et al.*, 1972).

Hinweise auf die hypothalamische Steuerung der Teleostierhypophyse sind noch sehr spärlich (vgl. Dodd *et al.*, 1971). Die vorwiegend deskriptiven Befunde sind bislang unbefriedigend und im Detail widersprüchlich. Peter (1970) gelang beim Goldfisch der erste direkte Nachweis der hypothalamischen Kontrolle der Gonadenfunktion durch die Ausschaltung bestimmter Hypothalamuskerne. In der Hoffnung auf weitere Aufschlüsse über den Einfluß des Hypothalamus auf die Fortpflanzungsprozesse bei Knochenfischen wurde die histologische Untersuchung der neurosekretorischen Kerne in die vorliegende Arbeit über *Lepomis* einbezogen.

Material und Methode

Die Untersuchungen wurden an drei Species der Centrarchidengattung *Lepomis* durchgeführt. *Lepomis cyanellus* wurde in Kiesgruben in der Umgebung von Mainz gefangen.

Lepomis gibbosus und *L. macrochirus* stammten aus Fischteichen in ihrer natürlichen Heimat in den US-Staaten New York und New Jersey. Alle Versuche an *L. cyanellus* wurden in Mainz, die Experimente an *L. macrochirus* und *gibbosus* in den USA durchgeführt. Der vollständige Jahrescyclus konnte nur bei *Lepomis cyanellus* verfolgt werden. Von dieser Species wurden während eines Jahres (1963/64) monatlich mindestens 2 ♂♂ und 2 ♀♀ durch Dekapitieren getötet und die zur Untersuchung bestimmten Organe schnellstmöglich präpariert. Die Schilddrüsen und Gonaden wurden in Bouinscher Lösung fixiert.

Zur Untersuchung des verstreut liegenden Schilddrüsengewebes wurde der gesamte Aortenbereich fixiert. Die Entkalkung der Kiemenbögen erfolgte nach kurzem Wässern durch etwa 48stündiges Einlegen in eine häufig geschüttelte 5%ige Lösung von Natrium-Äthylendiamintetraacetat (EDTA), der 4% Formaldehyd zugesetzt waren. Nach etwa 8stündigem Auswaschen in fließendem Leitungswasser wurde das Gewebe über die Alkoholreihe, Methylbenzoat und Benzol in Paraplast (Shandon) eingebettet. Die Dicke der Längsschnitte betrug 5—8 μm. Die Färbung erfolgte mit Hämalaun/Chromotrop 2R und mit Heidenhains Azan.

Die Testes und Ovarien wurden aus der Bouinschen Lösung direkt in 70%igen Alkohol übertragen und über Methylbenzoat und Benzol in Paraplast eingebettet. Aus verschiedenen Bereichen der Gonaden wurden kurze Querschnittserien mit einer Schnittdicke von 8—10 μm hergestellt.

Die Gehirne und Hypophysen wurden zur Fixierung in einem Bouin-Hollande-Gemisch, dem anstelle von Essigsäure kurz vor der Verwendung 10% gesättigter Sublimatlösung zugesetzt war, oder in Hellys Fixierungsgemisch meist in der dorsal eröffneten Schädelkapsel belassen. Nach 48stündiger Fixierungsdauer wurden die Gehirne für mindestens 24 Std in mehrmals gewechselten 80%igen Alkohol übertragen. Nach Durchlaufen der Alkoholreihe wurden die Gehirne über Methylbenzoat und Benzol in Paraplast eingebettet. Die Entfernung der Schädelkapsel erfolgte, nachdem das Gewebe durch 2stündigen Aufenthalt in absolutem Alkohol hinreichend gehärtet war.

Die Gehirne mit den anhängenden Hypophysen wurden in sagittale und transversale Serienschnitte von 4—5 μm Dicke zerlegt. Die vollständigen Serien wurden auf Gruppen von je 4—6 Objektträgern so verteilt, daß an benachbarten Schnitten jeweils 4—6 verschiedene Färbungen durchgeführt werden konnten.

Folgende *Färbungstechniken* wurden angewandt: 1. Azan-Färbung nach Heidenhain (Romeis, 1948), 2. Trichromfärbung nach Cleveland und Wolfe in der von Herlant (1956) angegebenen Modifikation, 3. Chromalaun-Hämatoxylin-Phloxin (CHA) nach Gomori (1941), 4. Tetrachromfärbung nach Herlant (1960) in der Modifikation von Racadot (1962). Sehr wichtig für das Gelingen dieser Färbung ist die Herkunft des Säurealizarinblaus. Mit gutem Erfolg wurde „Acid Alicarin Blue BB“ von E. Gurr (London) verwendet, 5. Paraldehyd-Fuchsin (PAF) nach Gabe (1953) mit der Gegenfärbung nach Halmi (1952). Abweichend von den dortigen Vorschriften wurde die PAF-Lösung mit 60%igem Äthanol angesetzt und die Schnitte vor und nach der Färbung mit PAF 2 min in ein Bad von 60%igem Äthanol eingestellt (mündl. Mitteilung von E. Scharrer), 6. Perjodsäure-Schiff-Reaktion (PAS) nach Purves und Griesbach (1951a, b, c), 7. PAS-Orange-G nach Herlant (1956), 8. Reaktion mit Alcyanblau (AB) und AB-PAS (Herlant, 1960), 9. Aldehyd-Thionin-Naphtholgelb S nach Stahl und Leray (1962), 10. Bleihämatoxylin nach McConaill (1947). Die in der Originalarbeit angegebene Färbedauer von 5 Std für Neuronen des Zentralnervensystems mußte für eine hinreichend starke Färbung der epsilon-Zellen der rostralen pars distalis auf 10—15 Std erhöht werden.

Die Details der Durchführung und Auswertung der einzelnen Versuche finden sich im experimentellen Teil in den Einleitungen zu den jeweiligen Experimenten.

Mikroskopisch-anatomische Untersuchungen an unbehandelten Tieren

1. Gonaden

Während sich bei *Lepomis cyanellus* der Jahrescyclus in monatlichen Untersuchungen verfolgen ließ, konnten bei *L. gibbosus* und *L. macrochirus* nur in den Monaten September, Oktober, Dezember, April und Juni Stichproben gemacht

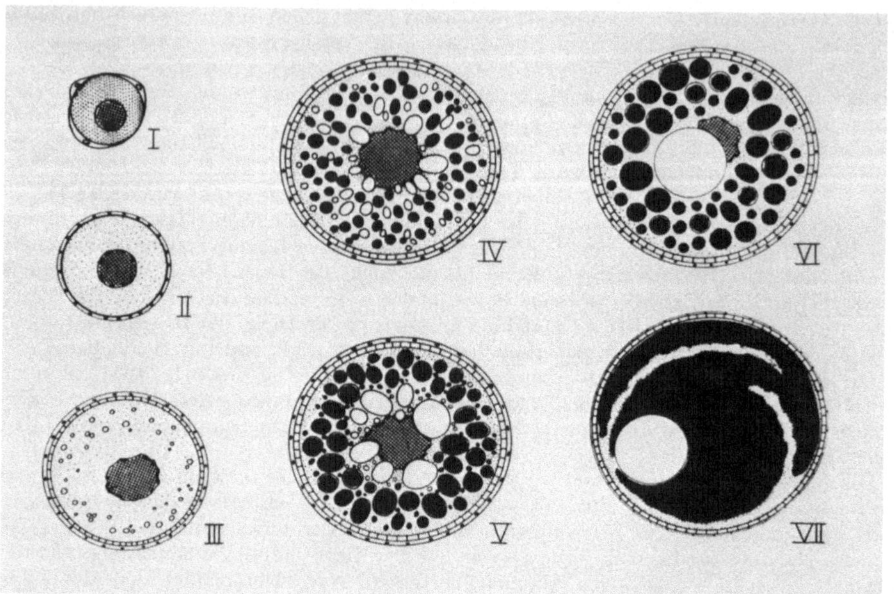

Abb. 1. Die Reifungsstadien der Oocyten von *Lepomis cyanellus* (schematisch, Zellgrößen nicht maßstabgerecht, Erläuterungen im Text)

Praevitellogenese. Stadium I: Oocytendurchmesser ($\varnothing \leqq 50$ μm, Cytoplasma stark basophil. Stadium IIa: $\varnothing = 50$—100 μm, Cytoplasma weniger stark basophil. Stadium IIb: $\varnothing = 100 - 150$ μm.

Vitellogenese. Stadium IIIa: $\varnothing = 160 - 210$ μm, Auftreten der Zona radiata, Vakuolen in der kortikalen Plasmaschicht. Stadium IIIb: $\varnothing = 210 - 250$ μm. Stadium IVa: $\varnothing = 250 - 310$ μm, mit acidophilem Dotter; Zona radiata gut ausgebildet. Stadium IVb: $\varnothing = 310 - 380$ μm. Stadium Va: $\varnothing = 380 - 460$ μm; Auftreten extravakuolären Dotters. Stadium Vb: $\varnothing = 460 - 550$ μm. Stadium VIa: $\varnothing = 550 - 650$ μm. Stadium VIb: $\varnothing = 650 - 750$ μm; Follikelepithel sehr flach; Kern exzentrisch; Fettdotter zu einer Kugel verschmolzen. Stadium VII: $\varnothing = 750 - 800$ μm; Dottervakuolen aufgelöst, Dottermasse von Plasmatrebekeln durchzogen, extrem flache Follikelzellen, ovulationsbereites Ei.

werden. Bei allen drei untersuchten Species stimmt der deutlich jahreszeitlich bestimmte Aktivitätsrhythmus der Gonaden weitgehend überein.

Testis. Das histologische Bild des Testis läßt sich durch 4 Aktivitätsstadien beschreiben.

Stadium I: Im Keimepithel befinden sich neben den Sertoli-Zellen nur Spermatogonien (Oktober—Februar).

Stadium II: Zahlreiche Spermatocytennester (IIa), vereinzelt Spermatiden (IIb) (März/April).

Stadium III: Zahlreiche Spermatocyten- und Spermatidennester (IIIa), vereinzelt Spermatozoen (IIIb) (April/Mai).

Stadium IV: Lumina der Tubuli angefüllt mit Spermatozoen (Juni—August/Anfang September).

Die Männchen können während der von Mitte Juni bis Ende August dauernden Fortpflanzungsperiode mehrmals laichen.

Ovarium. Die histologische Beurteilung des Reifungszustandes der Ovarien wird mit Hilfe eines in 7 Stadien gegliederten Schemas der Oocytenreifung vorgenommen (vgl. Abb. 1).

In der Periode sexueller Ruhe (September—Februar) befinden sich die Oocyten im Stadium I. Das im März beginnende Oocytenwachstum erreicht bis zum Ende des Monats mit Stadium III den Beginn der Vitellogenese. Im April schreitet die Vitellogenese mit der Ausbildung acidophilen Eiweißdotters stark voran, der Fettdotter sammelt sich in größeren Vakuolen in Kernnähe (Stadium IV). Bis Ende Mai erreichen die am weitesten entwickelten Oocyten das Stadium VI. Erst kurz vor der Eiablage (Juni—August) fließen die Dotterschollen zu einer einzigen Masse zusammen; die Ölkugel liegt an der Peripherie. Der Zellkern ist mit den hier angewendeten Färbemethoden nicht mehr nachweisbar (Stadium VII).

Es ist charakteristisch für das Ovarium von *Lepomis*, daß nicht alle Oocyten gleichzeitig zur vollen Reife gelangen, vielmehr können während der gesamten Fortpflanzungsperiode Oocyten in verschiedenen Reifungsstadien nebeneinander beobachtet werden. Ab Mitte Juni gelangt dann jeweils die am weitesten gereifte Gruppe von Oocyten zur Ovulation und wird während eines Laichaktes abgelegt. Gemäß den Angaben von Hickling u. Rutenberg (1936) über die Korrelation der Dauer der Laichperiode und des histologischen Bildes des Ovariums ist *Lepomis* ein typischer Vertreter von Teleostiern mit langdauernder Laichperiode.

2. Das Hypothalamus-Hypophysensystem

a) Die neurosekretorischen Kerne des Hypothalamus und ihre Faserverbindungen zur Hypophyse

Bei allen drei untersuchten Species von *Lepomis* finden sich in wohlumschriebenen Bezirken des Zwischenhirns zwei Gruppen auffallend großer Neuronen (Abb. 2b).

Die im hypophysenfernen Teil des Hypothalamus gelegene Neuronengruppe, der Nucleus praeopticus (NPO), beginnt wie bei anderen Teleostiern frontal am Recessus opticus des dritten Ventrikels mit der pars parvocellularis. Er geht dann, schräg nach dorsal ansteigend, in die pars magnocellularis über. An diesen Teil schließt sich eine Kette von sehr großen Neuronen an, die caudal etwa bis an die Grenze zum Mesencephalon reicht. In Anlehnung an Beccari (1943) wird diese Zellgruppe als pars dorsocaudalis des NPO bezeichnet (Abb. 2b, 4a). Der gesamte Kernbereich besteht aus zwei symmetrischen Teilen, die rechts und links mehr oder weniger eng der Wand des III. Ventrikels anliegen (Abb. 3a, 5).

Das Cytoplasma des überwiegenden Teils aller Zellen ist dicht mit Sekretgranula angefüllt, die sich mit CAH, PAF und AB selektiv darstellen lassen.

Meist sammeln sich die Sekretgranula in einer zum Axon hin gerichteten Kappe über dem Kern. In vereinzelten Fällen können die Granula auch schon innerhalb des Pericaryons zu einem dicken Sekretklumpen zusammenfließen.

Die Zellen der pars parvocellularis liegen zum Teil dem Ependym des Recessus opticus eng an und schieben sich häufig zwischen die Ependymzellen. Morphologisch nachweisbare Sekretionsvorgänge in den Ventrikelraum hinein konnten in diesem Teil des NPO allerdings nicht nachgewiesen werden. Hingegen legen histologische Bilder einen solchen Sekretionsmodus für einen Teil der Zellen der dorsal bis zur Ventrikelwand reichenden pars magnocellularis nahe.

Die Abb. 6 zeigt in drei benachbarten Serienschnitten ein im Ependym liegendes großes Neuron der pars magnocellularis, das seinen Sekretinhalt direkt in den Ventrikelraum abzugeben scheint.

In der pars magnocellularis werden regelmäßig, aber nicht häufig, Kerneinschlüsse verschiedener Größe beobachtet. Auffällige jahreszeitliche Schwankungen in der Häufigkeit dieser Kerneinschlüsse ließen sich nicht feststellen.

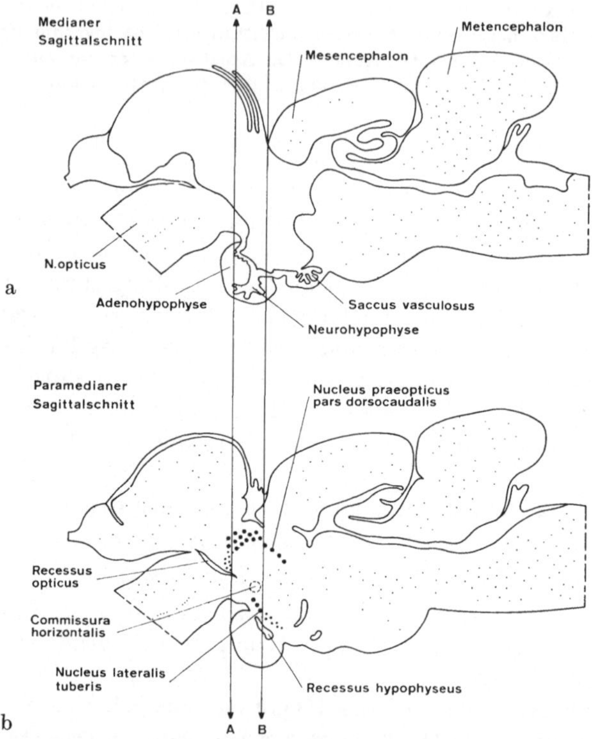

Abb. 2a u. b. Schematische Sagittalschnitte durch das Gehirn von *Lepomis cyanellus*. a Medianer Schnitt. Medianebene in der Regel ohne neurosekretorische Zellen. b Paramedianer Schnitt. Neurosekretorische Zellen symmetrisch zur Medianebene. Die Schnittebenen A—A und B—B beziehen sich auf Abb. 3

An die pars magnocellularis schließen sich nach caudal in einer lockeren Reihe die Zellen der *pars dorsocaudalis* an. Im Gegensatz zu den meist kompakten Kernen mit nur einem Nucleolus der Zellen der partes parvo- und magnocellularis finden sich hier häufig mehrlappige Kerne, bei denen jeder Ast einen eigenen Nucleolus besitzt. Auch in der pars dorsocaudalis werden kleinere und größere Kerneinschlußkörper beobachtet. Die großen, PAF-positive Granula enthaltenden Inklusionen können größere Dimensionen erreichen als in der pars magnocellularis des NPO. Vereinzelt werden große cytoplasmatische Vakuolen beobachtet.

Die Neuriten der neurosekretorischen Ganglienzellen des NPO ziehen als drei mehr oder weniger klar voneinander getrennte Faserzüge, die in ihrer Gesamtheit als Tractus praeoptico-hypophyseus bezeichnet werden, zur Neurohypophyse. Den Verlauf der Faserzüge bei *Lepomis* zeigt Abb. 4a. Das Neurosekret aller Teile des NPO wandert in Form kleinerer Körper verschiedener Form und Größe, den Herringkörpern, an den Neuriten entlang zur Neurohypophyse. Im Bereich des vorderen Hypophysenstiels vereinigen sich die drei Teile des Tractus praeoptico-hypophyseus zu einem kurzen gemeinsamen Faserzug, der meist eng an den Zellen der pars rostralis des NLT vorbeizieht. Gelegentlich verlaufen einzelne Fasern auch zwischen den Zellen der pars rostralis, und es kann hierbei in engster

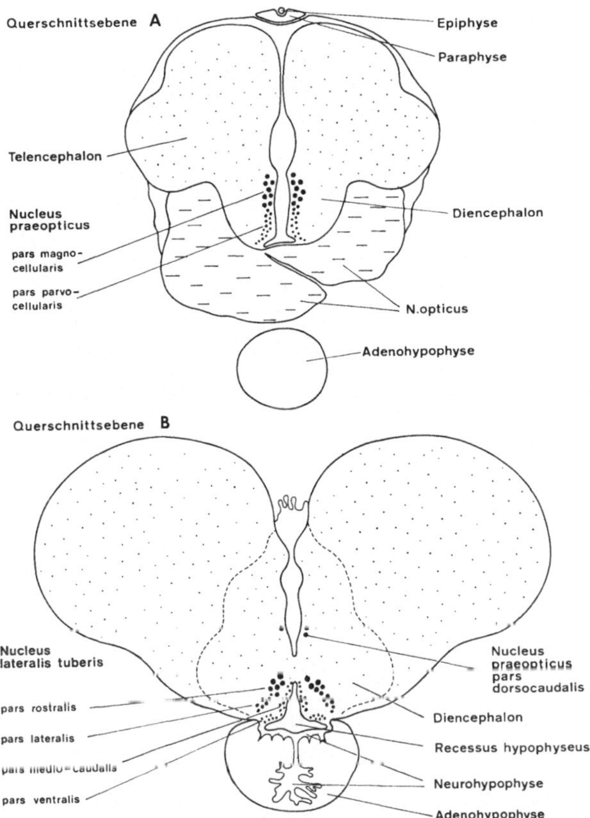

Abb. 3. Schematische Transversalschnitte durch das Gehirn von *Lepomis cyanellus*. Querschnittebene A im cranialen, Querschnittebene B im mittleren bis caudalen Bereich des Diencephalons (vgl. Abb. 2)

Nachbarschaft der Zellen des NLT zur Anhäufung dicker PAF-positiver Sekretmassen aus dem NPO kommen (Abb. 9). Da sich in den meisten dieser Fälle eine Verbindung zum Tractus praeoptico-hypophyseus nachweisen läßt, kann eine eventuelle Herkunft dieser Sekretmassen aus dem NLT ausgeschlossen werden. Diese Lagebeziehungen sind individuell verschieden; bei vielen der untersuchten Gehirne führt der Tractus praeoptico-hypophyseus weit an den Zellen der pars rostralis des NLT vorbei.

Nach dem kurzen gemeinsamen Weg spaltet sich der Tractus wieder in drei getrennte Faserzüge. Der erste führt durch den vorderen Teil des Hypophysenstiels direkt in die Neurohypophyse, während die beiden anderen in weitem seitlichem Bogen rechts und links im Infundibulum nach caudal verlaufen und dann in scharfem Bogen über den hinteren Teil des Hypophysenstiels in die Neurohypophyse münden (vgl. Abb. 8). Bei seinem Verlauf nach caudal kann dieser Teil des Tractus praeoptico-hypophyseus zwischen den Zellen der pars lateralis des NLT hindurchführen, vereinigt sich dann caudal von der pars medio-caudalis

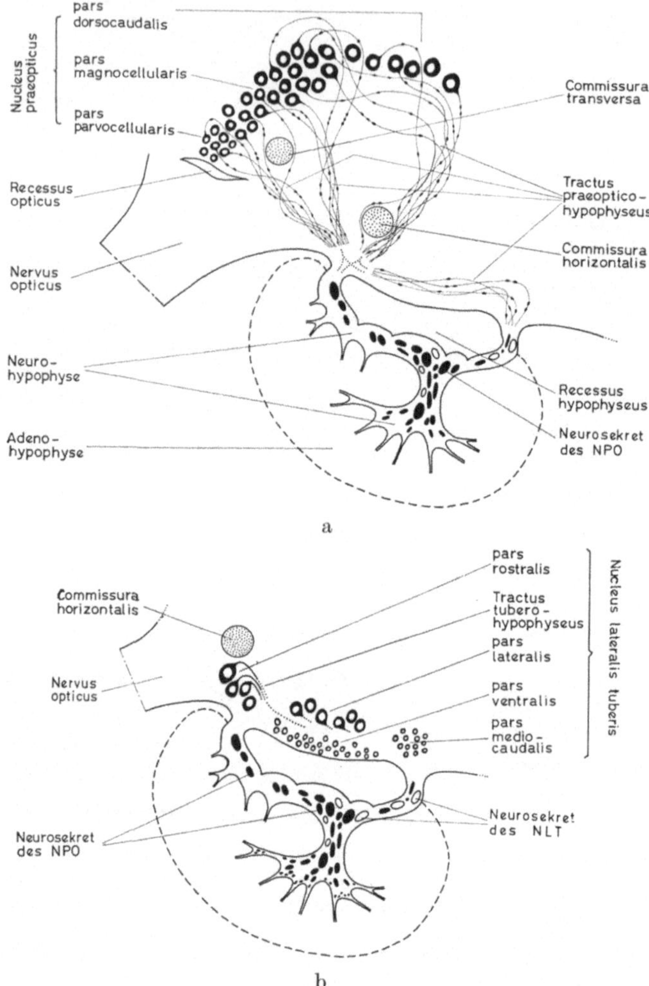

Abb. 4a. Schematische Darstellung des Nucleus praeopticus. Der größere Teil des zunächst dreiteiligen Tractus praeoptico-hypophyseus mündet in den vorderen Bereich des Hypophysenstiels, nur ein kleinerer Teil zieht caudalwärts. b Schematische Darstellung des Nucleus lateralis tuberis. Der Tractus tubero-hypophyseus führt nur über den caudalen Bereich des Hypophysenstiels in die Neurohypophyse

und mündet über den hinteren Teil des Hypophysenstiels in die Neurohypophyse (vgl. Abb. 4a, b).

Alle großzelligen Neuronenansammlungen im Tuber cinereum und Infundibulum werden in Anlehnung an Holmgren (1920), Charlton (1932) und v. Brehm (1958) als Nucleus lateralis tuberis (NLT) bezeichnet. Das Kerngebiet wird nach topographischen Gesichtspunkten in die partes rostralis, ventralis, lateralis und mediocaudalis eingeteilt (vgl. Abb. 4b).

Die *pars rostralis* besteht aus einer Gruppe weniger, sehr großer Zellen, die zwischen Commissura horizontalis und dem vorderen Teil des Hypophysenstiels liegen. Die großen Zellkerne sind meist tief eingebuchtet oder zwei- bis mehrlappig, wodurch in dünnen Präparaten der Eindruck der Mehrkernigkeit der Zellen entstehen kann (Abb. 7).

In den meisten Zellen der pars rostralis werden schmale, in Gruppen zusammenliegende Kernwandinvaginationen beobachtet. Es ist sehr auffällig, daß diese Invaginationen immer nur an der dem Axon zugekehrten Seite der Kernwand auftreten. Durch die Ausbildung dieser Invaginationen wird eine starke Vergrößerung der Kontaktfläche zwischen Kern und Cytoplasma erzielt, was auf die sekretorische Tätigkeit dieser Zellen hinweist.

Es gelang weder mit PAF, PAS, CAH, AB noch mit Aldehyd-Thionin spezifisch färbbare Sekretgranula in den Zellen der pars rostralis nachzuweisen.

Im Cytoplasma mancher Zellen liegen jedoch größere Sekretmassen, die eine deutliche Mischfärbung von Orange-G und Lichtgrün annehmen und im PAF-Präparat mit der Gegenfärbung nach Halmi orange-grün gefärbt erscheinen. Die in den Zellkernen häufig zu beobachtenden Einschlußkörper unterschieden sich in ihren färberischen Eigenschaften in den späteren Stadien deutlich von denjenigen des NPO. Während die kleinen Kerneinschlüsse sich wie dort im PAF-Präparat mit der Gegenfärbung orange-grün färben, werden hier die älteren, großen Einschlußkörper zu keinem Zeitpunkt PAF-positiv, sondern färben sich wie die Sekretmassen des Cytoplasmas orange-grün.

Die nach caudal an die pars rostralis anschließende *pars ventralis* besteht aus einer Kette kleinerer sehr eng gepackter Zellen, die der Wand des Recessus hypophyseus eng anliegen. Die sphärischen Zellkerne besitzen keine Einschlußkörper. Das Cytoplasma ist frei von Sekretgranula. Die morphologischen Daten sprechen nicht für eine sekretorische Funktion dieses Teils des NLT.

Nach lateral schließt sich an die kleinzellige pars ventralis eine Gruppe großer Neuronen an, die als *pars lateralis* bezeichnet werden. Einige Zellen der pars lateralis können auch weiter medianwärts, dorsal der pars ventralis beobachtet werden. Die Zellen der pars lateralis gleichen, abgesehen von ihrer nur wenig geringeren Größe, im cytologischen Bild denen der pars rostralis.

Caudal von den bisher beschriebenen Teilen des NLT liegt die *pars mediocaudalis* als sehr lockere Gruppe kleiner bis mittelgroßer Zellen ependymär und subependymär im Wandbereich des III. Ventrikels. Ihre Zellen zeichnen sich gegenüber allen übrigen Zellen des NLT durch eine stets lockere und regelmäßig PAF-positive Granulation aus; ihr cytologisches Bild ähnelt dem der pars parvocellularis des NPO. Die Abb. 8 zeigt einen Ausschnitt aus der pars mediocaudalis. Die in direkter Nachbarschaft zu den Zellen der pars mediocaudalis gelegenen Strukturen sind quergeschnittene Fasergruppen des caudalen Teils des Tractus praeoptico-hypophyseus mit dichten Ansammlungen PAF-positiver Herring-körper, die sich durch ihre unregelmäßige Form und Größe von der regelmäßigen Granulation der Neuronen der pars mediocaudalis deutlich unterscheiden.

b) Morphologie und Cytologie der Adenohypophyse

Die Adenohypophyse umgibt bei *Lepomis* die pars nervosa in Form zweier deutlich gegeneinander abgegrenzter Gewebskappen. Das innere Drüsengewebe, die *pars intermedia*, umschließt den stark verästelten Teil der Neurohypophyse.

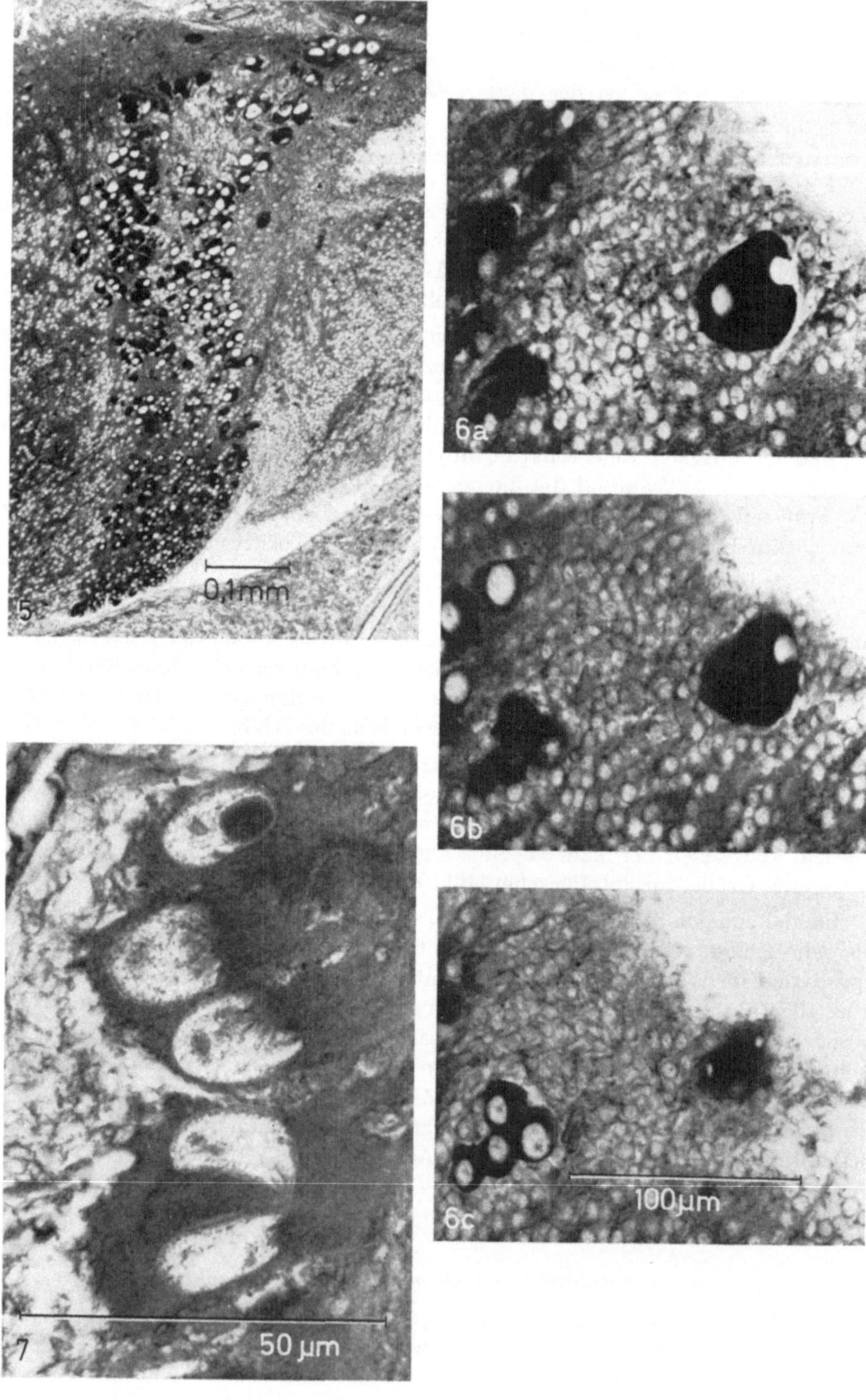
0,1 mm
5
6a
6b
100 µm
6c
50 µm
7

Der pars intermedia und dem dorsalen Teil der pars nervosa ist der größere Teil der Adenohypophyse, die *pars distalis* aufgelagert.

Cytologische Besonderheiten legen eine Unterteilung der pars distalis nahe, und zwar in eine rostrale, hauptsächlich aus acidophilen Zellen bestehende Region, die *rostrale pars distalis* und in eine sich caudal an diese anschließende hauptsächlich aus basophilen Zellen bestehende Region, die *proximale pars distalis*.

Die klarste Trennung der einzelnen Regionen findet sich in der Medianebene und deren unmittelbarer Nachbarschaft. In den seitlichen Bereichen der Hypophyse beobachtet man eine immer stärkere Auflösung der Grenzen zwischen den Regionen der pars distalis und eine stärkere Durchmischung der verschiedenen Zelltypen, die im Bereich der Medianen meist zu dichten, nur aus einem Typ bestehenden Zellverbänden zusammengeschlossen sind (Abb. 12a, b, c).

Die rostrale pars distalis

Im Bereich der rostralen pars distalis werden 2 acidophile und 1 basophiler Zelltyp beobachtet.

Eta-Zellen. Die eta-Zellen, die in der Literatur wegen ihrer besonderen Affinität zu Erythrosin häufig „erythrosinophil" genannt werden, finden sich bei *Lepomis* im rostralen und ventralen Bereich der rostralen pars distalis als dichtes Gefüge kleiner, polyedrischer Zellen. Ihr Cytoplasma ist im Tetrachrompräparat nach Herlant (1960) dicht mit sehr feinen erythrosinophilen Granula angefüllt, die bei Verwendung einer Pufferlösung mit pH 5 besonders deutlich hervortreten (Racadot, 1962). Die sphärischen Kerne sind relativ groß und liegen zentral. Bei allen übrigen in dieser Arbeit angewendeten Färbemethoden verhalten sich diese Zellen schwach acidophil. Die färberischen Eigenschaften entsprechen denen der Prolactin produzierenden eta-Zellen der Säugerhypophyse (z.B. Olivereau, 1963; Pasteels, 1961).

Epsilon-Zellen. Der zweite acidophile Zelltyp findet sich nur in einem kleinen dorsalen Bereich in unmittelbarer Nachbarschaft der in die Adenohypophyse hineinreichenden Fortsätze der pars nervosa. Im medianen Sagittalschnitt nehmen sie bisweilen den gesamten dorsalen Bereich ein, während sie im Paramedianschnitt auf den vorderen bis mittleren Bereich der rostralen pars distalis beschränkt sind. Die einzelnen Zellen haben kubische bis zylinderförunge Gestalt; die sphärischen Kerne liegen etwa im Zentrum der Zellen.

Bei der Mehrzahl der angewendeten Färbemethoden ist das Cytoplasma dieser Zellen mehr oder weniger chromophob. Lediglich im Tetrachrompräparat nach

Alle Mikrophotos, bei denen keine besonderen Erläuterungen in den zugehörigen Legenden gegeben werden, sind so zu interpretieren, daß die obere Bildseite cranial, die untere caudal liegt. Aus drucktechnischen Gründen wurde die Abb. 7 um 90° nach rechts und die Abb. 9, 10, 11a, 13, 14 und 15 um 90° nach links gedreht.

Abb. 5. Nucleus praeopticus von *Lepomis macrochirus* ♂ (170 mm Totallänge). PAF-Färbung (links: cranial, rechts: caudal)

Abb. 6a—c. Ausschnitt aus der ventrikelnahen pars magnocellularis des NPO. PAF-Färbung. (Erläuterungen im Text)

Abb. 7. Nucleus lateralis tuberis von *Lepomis gibbosus*. Kernwandinvaginationen (obere Bildmitte) und Kerninclusion (oben)

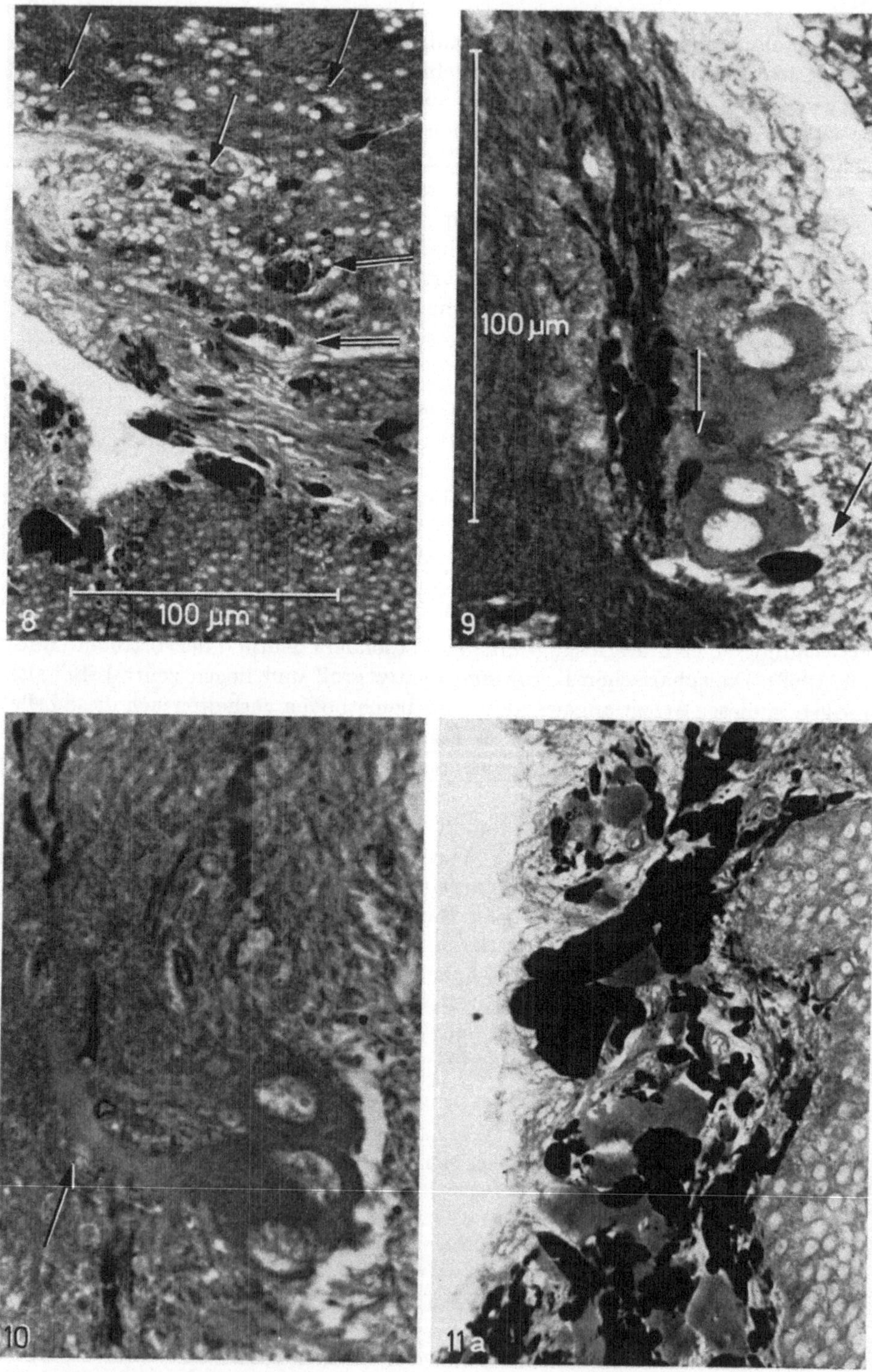
100 µm
8
100 µm
9
10
11a
100 µm

Herlant (1960) wird eine Färbung mit Säure-Alizarinblau erzielt und mit Bleihämatoxylin nach Mc Conaill (1947) nimmt das Cytoplasma im Gegensatz zu allen übrigen Zellen der pars distalis eine schwache, aber deutliche grau-blaue Färbung an. Diese färberischen Eigenschaften und die räumliche Anordnung um ventrale Fortsätze der rostralen pars nervosa teilt dieser Zelltyp mit den bei anderen Teleostierspecies beschriebenen epsilon-Zellen.

Beim Aal und einigen anderen Species findet sich eine bedeutend intensivere Reaktion des Cytoplasmas der epsilon-Zellen mit Bleihämatoxylin. Die Befunde an *Lepomis* stimmen hingegen mit denen von Olivereau (1964) bei *Poecilia spec.* erzielten Ergebnissen überein. Die adrenocorticotrope Natur der epsilon-Zellen konnte bei mehreren Teleostierspecies experimentell nachgewiesen werden (Olivereau, 1963, 1964; Olivereau u. Ball, 1963; Ball u. Baker, 1969).

Delta-Zellen. Caudal von den eta- und epsilon-Zellen liegt im medianen Sagittalschnitt eine Gruppe aus wenigen sehr kleinen basophilen Zellen (delta-Zellen). Auf den paramedianen Schnitten nimmt ihre Zahl zu, so daß die ganze Zellgruppe im Regelfall die Form einer quer an der caudalen Seite der rostralen pars distalis liegenden Hantel hat (vgl. Abb. 12a, b).

Die in dieser Gruppe peripher liegenden delta-Zellen sind rundlich, die im Inneren gelegenen Zellen nehmen infolge ihrer dichten Packung polygonale Form an. Das Cytoplasma wird hier häufig auf einen so schmalen Saum zusammengepreßt, daß die Kerne benachbarter Zellen unmittelbar aneinander zu stoßen scheinen. Die kleinen cytoplasmatischen Sekretgranula nehmen in den Anilinblau enthaltenden Farbkombinationen (Tetrachrom nach Herlant, Azan, Cleveland-Wolfe) eine leuchtend blaue Farbe an. Die Granula reagieren darüber hinaus positiv mit PAF, AB (bei pH 3 und pH 0,2) und PAS. Sie stimmen somit in den färberischen und histochemischen Eigenschaften mit den delta-Zellen anderer Teleostier überein (Olivereau u. Ball, 1964).

Das stark vaskularisierte Gebiet der delta-Zellen wird von zahlreichen ventralen Fortsätzen der Neurohypophyse durchsetzt, die eine große Menge PAF- und AB-positiven Neurosekrets enthalten (Abb. 13).

Die proximale pars distalis

Im Bereich der proximalen pars distalis, die sich ohne scharfe Grenze caudal an die pars rostralis anschließt, finden sich ein acidophiler und zwei basophile Zelltypen.

Abb. 8. Nucleus lateralis tuberis. Zellen der pars mediocaudalis (→), quergeschnittene Fasergruppen des caudalen Teils des Tractus praeoptico-hypophyseus mit PAF-positiven Sekretgranula (⟹)

Abb. 9. Eng an der pars rostralis des NLT vorbeiziehender Teil des Tractus praeoptico-hypophyseus. PAF-positive Sekretmassen des NPO in engem Kontakt zu den Zellen des NLT (→)

Abb. 10. Pars rostralis des NLT. Ein nicht spezifisch gefärbter Neurit (→) schließt sich dem Faserverlauf des Tractus praeoptico-hypophyseus an. PAF-Färbung mit HALMI-Gegenfärbung

Abb. 11a. Dorsaler Teil der Neurohypophyse mit den verschieden gefärbten Sekretmassen des NPO (im Bild schwarz) und des NLT (im Bild grau). PAF-Färbung mit HALMI-Gegenfärbung. In der rechten Bildhälfte alpha-Zellen der Adenohypophyse

Abb. 11b. (s. S. 22) Caudaler Bereich des Hypophysenstiels mit den verschieden gefärbten Sekretmassen des NPO (→) und des NLT (⟹). PAF-Färbung mit HALMI-Gegenfärbung

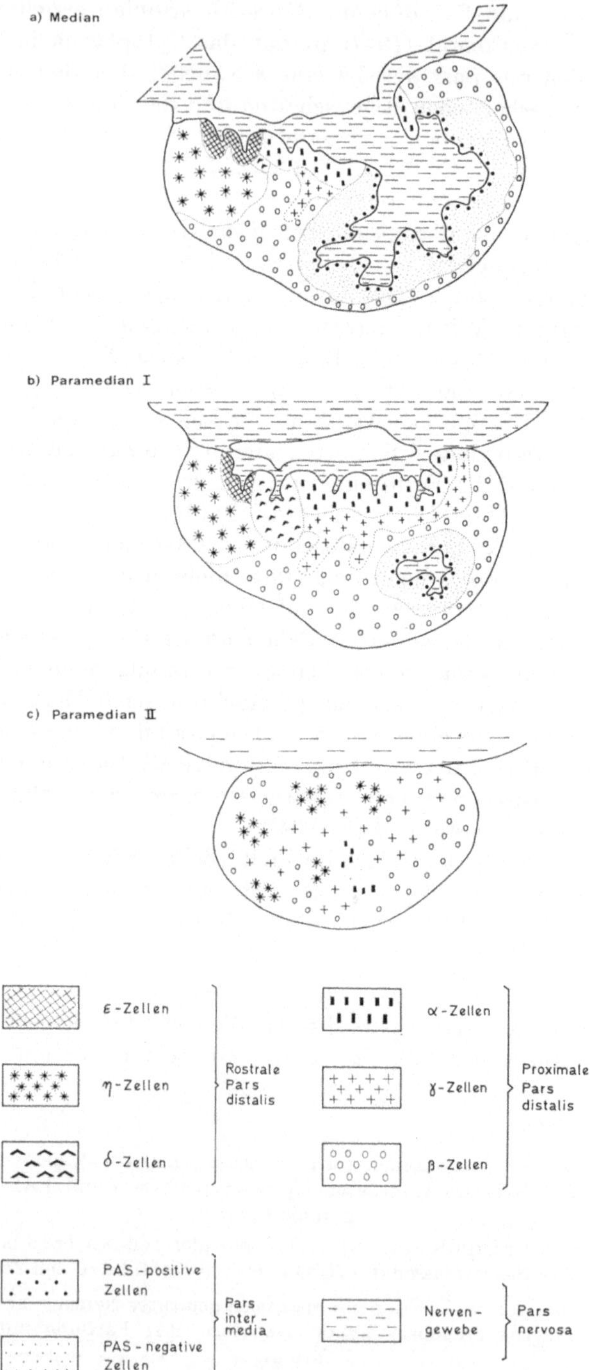

Abb. 12a—c. Schematische Sagittalschnitte der Hypophyse von *Lepomis* in verschiedenen Ebenen. Regionale Verteilung der einzelnen Zelltypen

Alpha-Zellen. Der gesamte dorsale Bereich der proximalen pars distalis wird von einer mehrzelligen Schicht kleiner, meist rundlicher acidophiler Zellen, den alpha-Zellen, eingenommen. Sie sind die kleinsten chromophilen Zellen der Adenohypophyse von *Lepomis.* Im Tetrachrompräparat nach Herlant färbt sich ihr Cytoplasma einheitlich orange-gelb mit Orange-G. In diesem acidophilen Cytoplasma liegen in lockerer Anordnung sehr feine ebenfalls acidophile Granula. Im Azanpräparat sind die alpha-Zellen carminophil.

Die alpha-Zellen gruppieren sich um die Fortsätze der pars nervosa und haben dadurch engen Kontakt zu Nervenfasern, die stets PAF-positives Neurosekret führen.

Im Rahmen der hier vorliegenden Untersuchungen konnte weder bei den delta- noch bei den alpha-Zellen geklärt werden, ob den auffälligen morphologischen Beziehungen zwischen neurosekretführenden Nervenfasern und Drüsenzellen auch funktionelle Beziehungen entsprechen.

In der Literatur werden die orangeophilen alpha-Zellen bei verschiedenen Teleostierspecies übereinstimmend als somatotrope Zellen (= STH-Zellen) beschrieben (vgl. Olivereau, 1963).

Gamma-Zellen. Ventral von den alpha-Zellen oder auch zwischen diesen findet sich eine lockere Gruppe basophiler Zellen, gamma-Zellen, deren Form besonders gut im PAF-Präparat studiert werden kann. Die Zellen haben mehr oder weniger birnenförmige Gestalt. Ein Cytoplasmafortsatz geht vom Perikaryon entweder bis zu einem der nach ventral durch die Gruppe der alpha-Zellen hindurchziehenden Ausläufer der pars nervosa oder zu einer der meist in dorsoventraler Richtung ziehenden Capillaren. Das distale Ende der Fortsätze ist meist fußartig verbreitert (Abb. 14). Diese Fortsätze können eine Länge bis zum Dreifachen des Durchmessers des Perikaryons erreichen. Vereinzelt werden auch Zellen beobachtet, von denen bis zu drei Fortsätze in derselben Richtung ausgehen. Darüber hinaus kommen auch ausgesprochen bipolare Zellen vor, deren Fortsätze in entgegengesetzte Richtungen verlaufen. Im Cytoplasma der gamma-Zellen befinden sich stark PAF-positive Sekretgranula.

Mit der PAF-Färbung sind diese gamma-Zellen von den sich ventral an sie anschließenden, ebenfalls PAF-positiven beta-Zellen nicht eindeutig zu unterscheiden. Diese Unterscheidung gelingt jedoch gut mit der Tetrachromfärbung nach Herlant (1960). Das Cytoplasma der gamma-Zellen nimmt hier eine Mischfärbung von Anilinblau und Säurealizarinblau an, so daß die gamma-Zellen sich durch ihre blaß violett-blaue Färbung von den rein Anilinblau-positiven beta-Zellen deutlich abheben. Eine Unterscheidung dieser beiden basophilen Zelltypen der proximalen pars distalis ist auch mit der Trichrom-Färbung nach Cleveland und Wolfe in der Modifikation nach Herlant (1956) möglich. Diese Methode liefert besonders in der Fortpflanzungsperiode eine deutliche Differenzierung zwischen grau-blauen gamma- und leuchtend blauen beta-Zellen. Eine weitere Möglichkeit zur farblichen Unterscheidung der gamma- und beta-Zellen liefert die kombinierte AB-PAS-Methode nach Herlant (1960). Die klarsten Bilder ergibt die AB-Färbung bei pH 0,2. Während das Cytoplasma der beta-Zellen (ebenso wie das der delta-Zellen) hellblau gefärbt wird, zeigt das Cytoplasma der gamma-Zellen keine spezifische Farbreaktion, sondern nimmt eine schwach rötliche Färbung an. Im Cytoplasma der gamma-Zellen liegen in sehr lockerer Anordnung kleine PAS- und AB-positive Sekretgranula (Abb. 15).

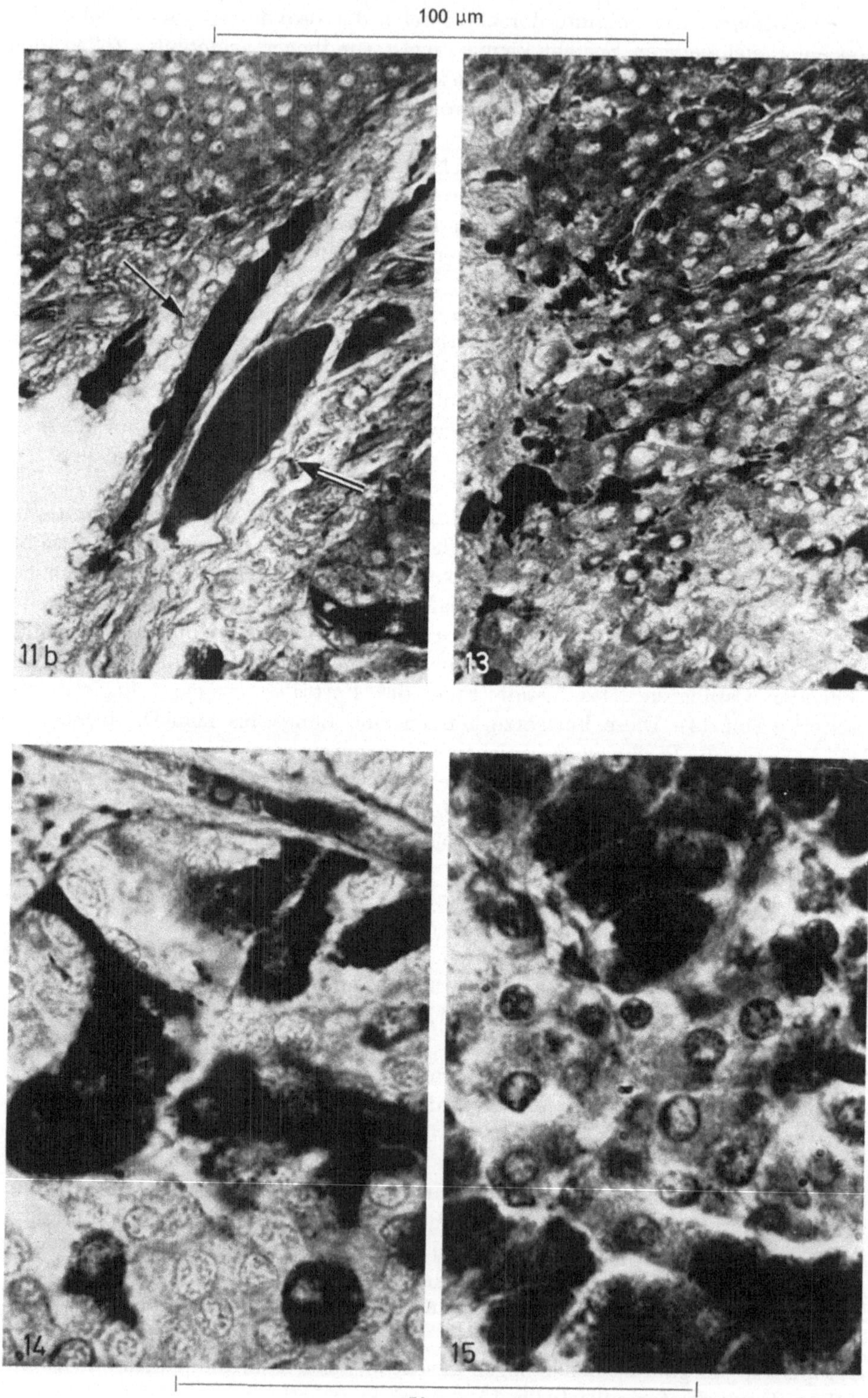
100 µm
11 b
13
14
15
50 mµ

In der Fortpflanzungsperiode sind die gamma-Zellen bereits mit einer einfachen PAS-Färbung durch ihre kleineren Granula und die geringere Granulationsdichte leicht von den beta-Zellen zu unterscheiden.

Beta-Zellen. Der ventral von den gamma-Zellen liegende Bereich der proximalen pars distalis wird von einem weiteren basophilen Zelltyp, den beta-Zellen, eingenommen. Sie sind der häufigste Zelltyp in der Adenohypophyse von *Lepomis*. Die Zellen sind meist spindelförmig mit einem mehr oder weniger zentral gelegenen Kern. Sie liegen fast immer in der Nähe von Blutcapillaren oder kleinen Blutsinus, können aber auch, ähnlich den gamma-Zellen, lange cytoplasmatische Ausläufer zu den Gefäßwänden entsenden.

Im Tetrachrompräparat nach Herlant ist das Cytoplasma der beta-Zellen leuchtend blau gefärbt. Die in lockerer Anhäufung vorhandenen meist sehr großen Sekretgranula werden mit dieser Methode violett-rot gefärbt. Sie sind stark PAF-, AB- und PAS-positiv. Im reinen PAS-Präparat sind die Granula leuchtend rot, mit AB/PAS nehmen sie eine violett-rote Mischfarbe an.

Die beta-Zellen kommen regelmäßig auch außerhalb des kompakten ventralen Bereiches der proximalen pars distalis vor. Kleinere Gruppen von beta-Zellen werden fast stets in der rostralen pars distalis zwischen den eta-Zellen beobachtet; darüber hinaus finden sich beta-Zellen häufig einzeln oder in kleinen Gruppen in der pars intermedia und im Nervengewebe der ventralen pars nervosa.

Die pars intermedia

Die Zellen der pars intermedia verhalten sich im Tetrachrompräparat nach Herlant (1960) fast chromophob. Mit anderen Färbemethoden ist jedoch eine Differenzierung zweier verschiedener chromophiler Zelltypen möglich. Im PAS-Präparat können PAS-positive und PAS-negative Zellen unterschieden werden. Die PAS-positiven Zellen enthalten im allgemeinen keine deutlichen Sekretgranula; ihr Cytoplasma nimmt mit Orange-G als Gegenfärbung eine karminrote Farbe an. Sie haben annähernd kubische Gestalt und liegen fast stets dem Gewebe der pars nervosa eng an. Die Zellkerne sind meist sphärisch, können aber auch bohnenförmig bis flach-bohnenförmig sein. Der PAS-negative Zelltyp liegt im Inneren der pars intermedia, vom Gewebe der Neurohypophyse meist durch die Schicht der PAS-positiven Zellen getrennt. Die einzige Methode, mit der dieser Zelltyp selektiv dargestellt werden kann, ist die Bleihämatoxylin-Färbung nach McConaill (1947). Während die PAS-positiven Zellen bei Anwendung dieser

Abb. 13. Grenzbereich zwischen rostraler und proximaler pars distalis der Adenohypophyse von *Lepomis gibbosus*. Dunkel gefärbte delta-Zellen in der oberen Bildhälfte, zwischen ihnen neurosekretführende Nervenfasern, links unten dunkel erscheinende gonadotrope Zellen

Abb. 14. Gamma-Zellen (im Bild schwarz) im dorsalen Bereich der proximalen pars distalis der Adenohypophyse von *Lepomis gibbosus*. PAF-Färbung. Die gamma-Zellen hier zwischen den im Bild hellgrau erscheinenden alpha-Zellen

Abb. 15. Proximale pars distalis von *Lepomis cyanellus*. Beta-Zellen in der Nachbarschaft von gamma-Zellen. AB-PAS-Färbung, bei der das Cytoplasma der beta-Zellen intensiv blau gefärbt wird. Die zusätzliche starke PAS-positive Reaktion der großen cytoplasmatischen Granula läßt die beta-Zellen im Bild schwarz erscheinen. Die großkernigen gamma-Zellen erscheinen im Bild grau

Methode völlig ungefärbt bleiben, nehmen die PAS-negativen Zellen der pars intermedia genau wie die epsilon-Zellen der rostralen pars distalis eine schwache, aber deutliche, fast homogene grau-blaue Farbe an. Ähnlich wie die gamma-Zellen in der proximalen pars distalis stehen diese Zellen durch Zellfortsätze, die zwischen den PAS-positiven Zellen hindurchziehen, mit dem Gewebe der pars nervosa in Verbindung.

Über die funktionelle Bedeutung der beiden Zelltypen der pars intermedia kann für *Lepomis* keine Aussage gemacht werden. Bei anderen Teleostierarten fand Olivereau (1970, 1971), daß in den Bleihämatoxylin-positiven Zellen MSH produziert wird.

c) *Jahrescyclische Veränderungen in der Adenohypophyse*

Die auffälligsten morphologischen Veränderungen in der Adenohypophyse im Verlauf des Jahrescyclus finden bei allen drei untersuchten Species von *Lepomis* im mittleren und ventralen Bereich der proximalen pars distalis statt. Im Winter nehmen die gamma- und beta-Zellen im medianen Sagittalschnitt einen relativ kleinen Raum ein. Im April beginnt der relative Anteil dieses Bereichs an der Hypophysenschnittfläche sich zu vergrößern und erreicht sein Maximum parallel zur Gonadenreifung im Juli—August (Abb. 16). Im September beginnt eine langsame relative Größenabnahme des Bereichs dieser basophilen Zellen, deren minimaler Flächenanteil am Schnittpräparat im Dezember erreicht wird.

Den morphologischen Veränderungen in der Hypophyse liegen cytologische Veränderungen im Bereich der beta- und gamma-Zellen zugrunde. In den Monaten Januar bis Februar weisen beide Zelltypen ihre geringste Größe auf. Die Mehrzahl der beta-Zellen ist schmal spindelförmig, das Cytoplasma ist dicht mit basophilen Granula angefüllt (Abb. 17a). Eine eindeutige Identifizierung der gamma-Zellen ist in dieser Jahreszeit wegen ihrer Kleinheit sehr schwierig. Im typischen Falle sind sie jedoch durch ihre stärker abgerundete Gestalt und durch ihr nicht deutlich granuliertes, im Tetrachrompräparat nach Herlant grau-violett gefärbtes Cytoplasma von den beta-Zellen zu unterscheiden (Abb. 17a).

Parallel zu der gegen Ende März beginnenden Gonadenreifung setzt in beiden Geschlechtern eine Volumenzunahme beider Zelltypen ein, deren Maximum etwa Anfang Juli erreicht wird. Die beta-Zellen sind zu diesem Zeitpunkt prall mit basophilen Sekretgranula angefüllt (Abb. 17b); das Cytoplasma ist stark AB-positiv. Die ab Mai hypertrophierenden gamma-Zellen sind nun sehr deutlich von

Abb. 16a u. b. Paramediane Sagittalschnitte durch die Hypophyse von *Lepomis macrochirus* (♀), PAF-Färbung. a Stark hypertrophierte gonadotrope Zellen in der Fortpflanzungszeit im August. b Während der sexuellen Ruheperiode im Dezember ist der Bereich der gonadotropen Zellen stark verkleinert

Abb. 18. Proximale pars distalis eines in der Natur gefangenen Zwitters von *Lepomis cyanellus*. Beta-Zellen im Bild schwarz; zwischen diesen die großkernigen, hier grau gefärbten, gamma-Zellen

Abb. 22. Dorsaler Bereich der proximalen pars distalis nach einer Kastrationsdauer von 3 Monaten. Die im Bild schwarz erscheinenden beta-Zellen sind unverändert. Die Kerne der benachbarten gamma-Zellen sind hypertrophiert, das Cytoplasma deutlich degranuliert. Die Zellen erscheinen im Bild hellgrau. AB-PAS-Färbung

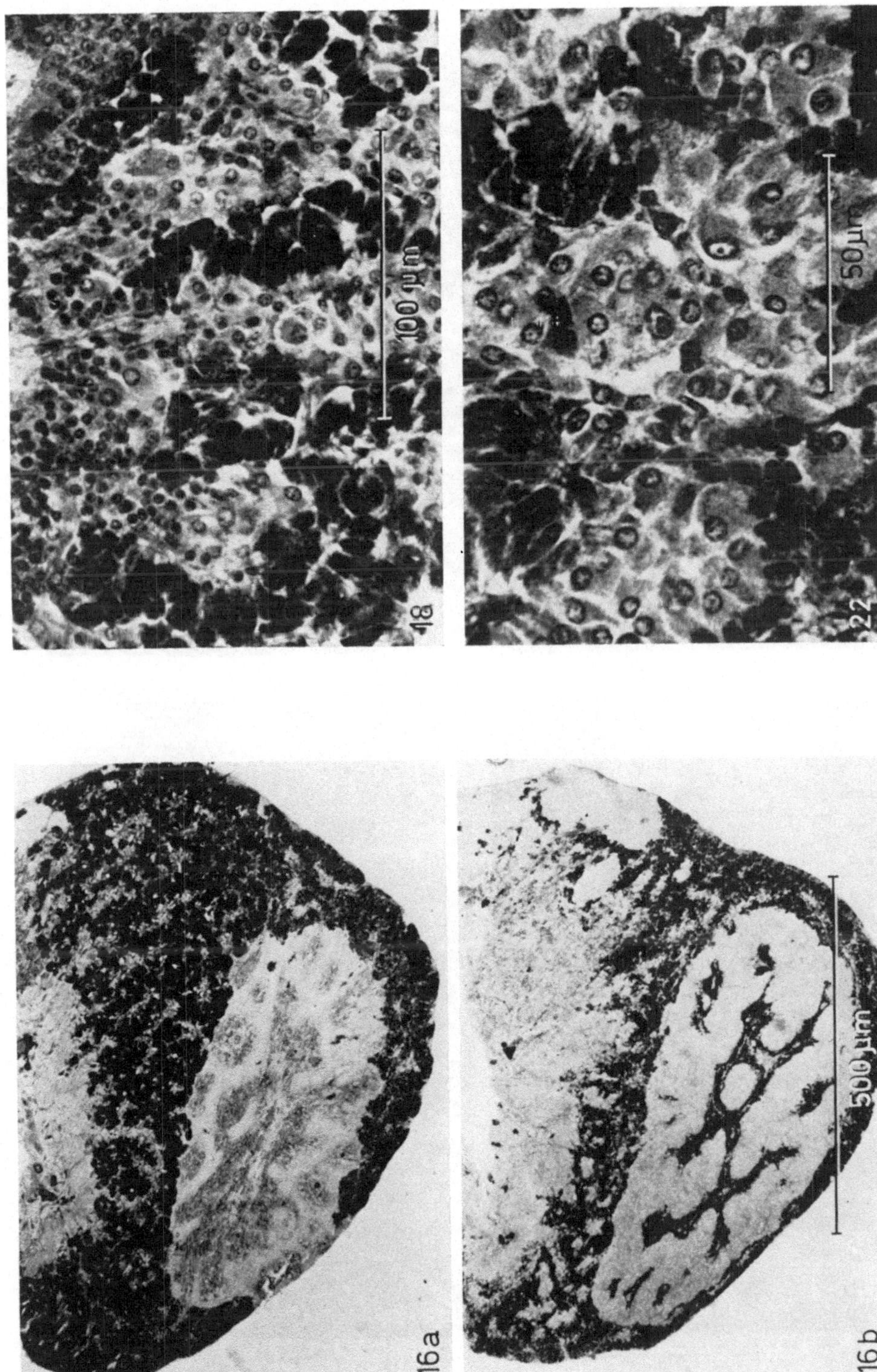
18
100 µm
22
50 µm
16a
16b
500 µm

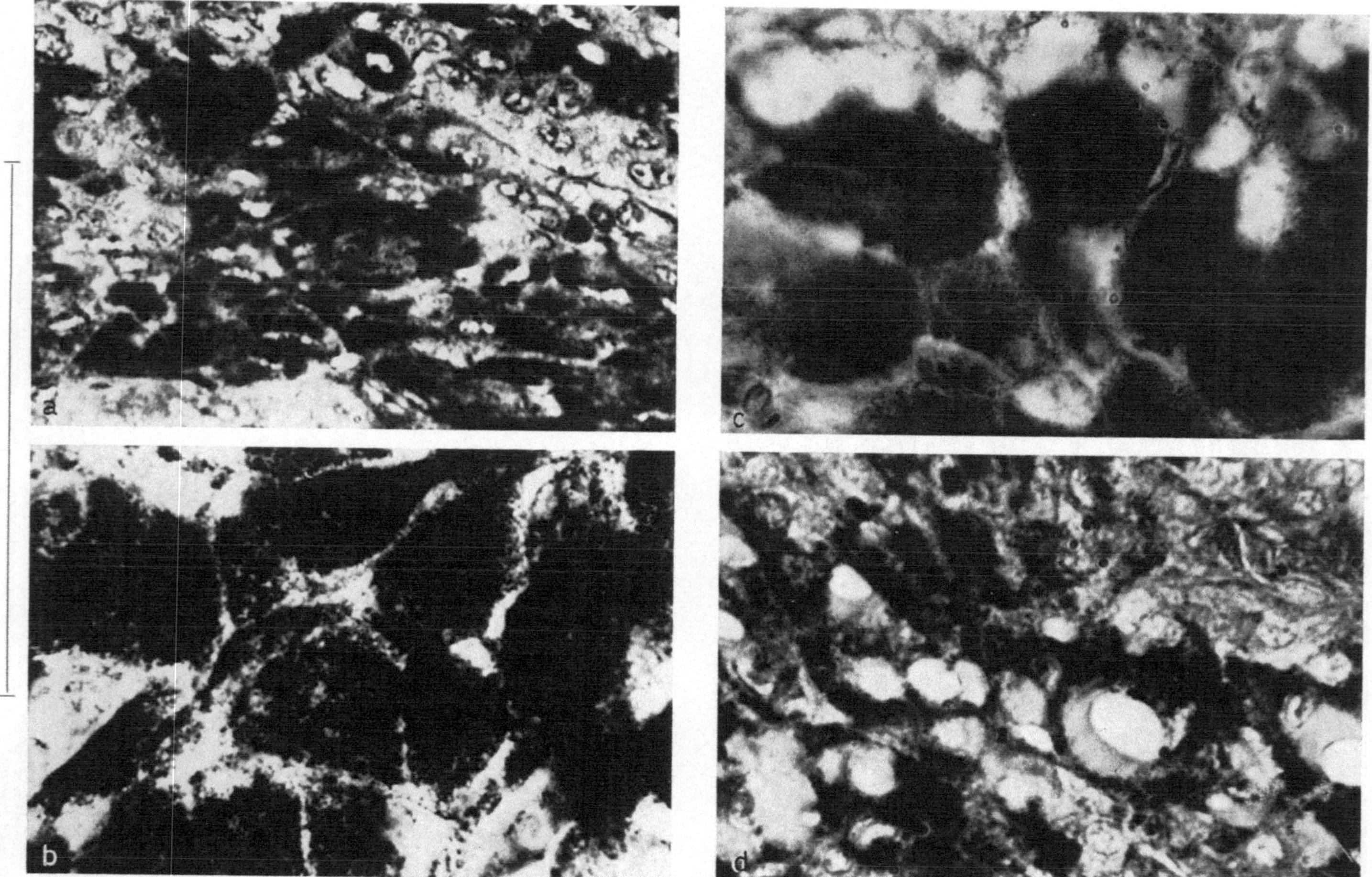

Abb. 17a—d. Aktivitätszustände der beta-Zellen von *Lepomis macrochirus* in verschiedenen Jahreszeiten. PAF-Färbung. a Januar/ Februar; b Juni/ Juli; c Ende Juli/August (Laichperiode). Vakuoleninhalt homogen; d September/Oktober (nach der Laichperiode). Vakuoleninhalt inhomogen

den beta-Zellen zu unterscheiden (Abb. 15). Im Gegensatz zu diesen liegen hier die PAS- und AB-positiven Sekretgranula in sehr lockerer Anordnung im AB-negativen Cytoplasma.

Die Kerne der gamma-Zellen werden etwa ab Anfang Juli bedeutend größer als die der beta-Zellen. In beiden Zelltypen werden von Juli bis Anfang September bei fast allen untersuchten Individuen vereinzelt Kerneinschlußkörper beobachtet, die auf eine erhöhte Zellaktivität deuten. Nur während der Sommermonate macht die Hypertrophie der gamma-Zellen die färberisehen Untersehiede zu den beta-Zellen so markant, daß es deutlich wird, daß die gamma-Zellen nicht streng auf einen schmalen, dorsalen Bereich der proximalen pars distalis beschränkt sind, sondern auch im ventralen Bereich zwischen den beta-Zellen liegen können. In diesem Fall treten sie stets in unmittelbarer Nachbarschaft von Blutgefäßen auf. Besonders deutlich sind diese Lageverhältnisse in den Hypophysen von Kastraten (s.u.) und interessanterweise auch bei einem untersuchten zwittrigen Exemplar von *Lepomis cyanellus* zu sehen. Die Hypertrophie der beta- und gamma-Zellen hält während der Laichzeit von Mitte Juni bis Anfang September an. Im gleichen Zeitraum treten in den beta-Zellen von *Lepomis macrochirus* und *L. gibbosus*, in der Regel jedoch nicht bei *L. cyanellus*, Vakuolen auf, die im histologischen Bild zunächst als optisch leere Räume erscheinen (Abb. 17c). Der Inhalt dieser Vakuolen färbt sich nach dem Ablaichen zunehmend mit Lichtgrün, enthält dann aber stets noch eine optisch leere Blase (Abb. 17d). Vakuolen dieser Art werden in den meisten beta-Zellen bis zum November, vereinzelt aber bis zum Januar des nächsten Jahres gefunden.

Gegen Ende der Laichzeit hat die Granulationsdichte in beiden Zelltypen deutlich abgenommen. Gleichzeitig setzt eine langsame Verringerung der Zellgröße ein. Die Degranulation kann besonders gut im Azan- und PAS-Präparat beobachtet werden; im Tetrachrompräparat nach Herlant treten diese jahrescyclischen Veränderungen der beta-Zellen wegen der starken Anfärbung des Cytoplasmas weniger deutlich hervor.

Die eindeutige zeitliche Korrelation der jahreszeitlichen Strukturveränderungen in den basophilen beta- und gamma-Zellen zum Gonadencyclus in beiden Geschlechtern legt die Annahme der gonadotropen Funktion beider oder zumindest eines der beiden Zelltypen nahe. Da sich jedoch aus der zeitlichen Parallelität von Strukturveränderungen in zwei Organsystemen noch nicht zwingend der Schluß auf deren funktionelle Abhängigkeit ergibt, wurden zur Klärung dieser Frage experimentelle Eingriffe in das Rückkopplungssystem Hypothalamus–Hypophyse–Gonade vorgenommen.

Mikroskopisch-anatomische Untersuchungen nach experimentellen Eingriffen

1. Funktionelle Beziehungen des Hypothalamus-Hypophysensystems zu den Gonaden

Alle Untersuchungen bei Knochenfischen stimmen darin überein, daß Hypophysektomie zur Gonadenregression führt. Testes und Ovarien verlieren nach der Hypophysektomie an Größe, die Spermatogenese wird auf dem Spermatogonienstadium sistiert (Vivien, 1941; Matthews, 1939; Pickford, 1953a). Größere Oocyten degenerieren, während kleinere nicht über ein bestimmtes Stadium hinaus zur

Entwicklung kommen (Vivien, 1939a, b, 1941). Sekundäre Geschlechtscharaktere werden reduziert oder nach Hypophysektomie nicht ausgebildet (Vivien, 1938, 1941; Pickford, 1953a, b). Substitutionstherapie führte in der Mehrzahl der untersuchten Fälle zumindest zur teilweise Wiederherstellung der Gonadenfunktion (vgl. Pickford u. Atz, 1957).

Die Normalfunktion des Systems Hypothalamus–Hypophyse–Gonade wird mehr oder weniger stark von verschiedenen inneren und äußeren Bedingungen beeinflußt. Als wichtigste äußere Faktoren sind Nahrung, Licht und Temperatur zu nennen (vgl. Atz, 1963).

a) Veränderung der Photoperiode und der Temperatur

Photoperiode und Temperatur haben unter allen jahrescyclischen Umweltfaktoren eine besonders große Bedeutung für den Aktivitätszustand der Fortpflanzungsorgane bei Fischen (vgl. z.B. Pickford u. Atz, 1957; De Vlaming, 1972a).

Bei Fischen beschränkt sich die Mehrzahl der bisherigen experimentellen Untersuchungen dieser Faktoren auf die Beobachtung ihres Einflusses auf die Gonadenreifung. Weniger häufig wurden solche Versuche zum Studium der Cytophysiologie der gonadotropen Zellen der Adenohypophyse durchgeführt (Honma u. Suzuki, 1968).

In einem Beleuchtungsexperiment sollte versucht werden, durch Verlängerung der normalen Photoperiode und gleichzeitige Temperaturerhöhung eine Stimulation des Hypothalamus-Hypophysen-Gonadensystems zu erzielen.

Das Experiment wurde mit *Lepomis macrochirus*, ♂♂ und ♀♀, durchgeführt. Die Tiere wurden am 21. 12. 1964 in Teichen einer staatlichen Fischzuchtanstalt (Hackettstown/N.J.) gefangen und zur Eingewöhnung bis Mitte Februar 1965 in einem großen Tonbecken bei 15—17° C Wassertemperatur gehalten. Zu Beginn des Experiments wurden 14 ♂♂ und 7 ♀♀ in einer Probeexcision Gonadenstücke zur histologischen Kontrolle des Ausgangszustandes der Gonaden entnommen.

Aus den probeektomierten Fischen wurden zwei Versuchsgruppen zusammengestellt und auf zwei Becken von je ca. 200 Liter Inhalt verteilt. Das Aquarium mit Gruppe I (8 ♂♂, 4 ♀♀) wurde während des gesamten Experimentes täglich 16 Std lang mit einer Sylvania-Leuchtstoffröhre (20 W) und 2 Glühbirnen (je 40 W) beleuchtet. Das Aquarium mit Gruppe II (6 ♂♂, 3 ♀♀) erhielt während des Experimentes nur indirektes Tageslicht (Tageslänge Anfang März ca. 11 Std). Das Wasser beider Aquarien wurde zur Aufrechterhaltung der gleichen Temperatur (22° C $\pm$ 1° C) in beiden Becken durch eine Pumpe und eine Rücklaufeinrichtung gegeneinander ausgetauscht.

Die Tiere wurden jeden 2. Tag mit Krebsfleisch gefüttert. Das Experiment lief in der Zeit vom 16. 2. 1965 bis zum 25. 3. 1965. Die Fische wurden sodann durch Dekapitieren getötet, das Körper- und das Gonadengewicht bestimmt und Gehirne und Gonaden fixiert. Zur Auswertung der Ergebnisse wurden zusätzlich Fische aus Freilandfängen vom 21. 12. 1964 und vom 15. 4. 1965 verwendet. (Günstigere Termine boten sich während der Wintermonate nicht.)

Wirkung auf die Gonaden

Der Erfolg der Langtagbehandlung war bereits äußerlich bei den Tieren der beiden Versuchsgruppen zu sehen. Die großen ♀♀ der Langtaggruppe hatten eine deutlich angeschwollene Bauchregion; bei den größeren ♂♂ der Langtaggruppe konnte durch leichtes Streifen Sperma gewonnen werden. An den Tieren der Kurztaggruppe ließen sich keine solchen Veränderungen feststellen.

Tabelle 1. Zusammenfassung der Versuchsergebnisse der Wirkung unterschiedlicher Lichtperioden auf den Gonadenzustand von *Lepomis macrochirus* (Erläuterung im Text)

Kurztag					Langtag				
Geschlecht	Länge (mm)	Gonade P.E.[a]	Gonade E.E.[b]	G.I.[c]	Geschlecht	Länge (mm)	Gonade P.E.	Gonade E.E.	G.I.
♂	120	I[d]	I	0,18	♂	112	I	I	0,18
♂	120	I	I	0,25	♂	115	I	I	0,26
♂	142	I	IIb	0,33	♂	125	I	IV	0,60
					♂	140	IIa	IV	0,85
					♂	140	IIa	IV	1,25
♂	163	IIa	IIIa	0,80	♂	161	IIa	IV	1,54
					♂	162	IIa	IV	1,62
		M, s (µm)[e]					M, s (µm)		
♀	105	$M = 148$ $s = \pm 9$	$M = 236$ $s = \pm 12$	1,32					
♀	117	$M = 156$ $s = \pm 11$	$M = 214$ $s = \pm 14$	1,55					
					♀	123	$M = 165$ $s = \pm 7$	$M = 645$ $s = \pm 55$	3,83
♀	172	$M = 207$ $s = \pm 13$	$M = 436$ $s = \pm 25$	2,48	♀	151	$M = 142$ $s = \pm 10$	$M = 755$ $s = \pm 20$	6,10
					♀	172	$M = 170$ $s = \pm 6$	$M = 805$ $s = \pm 28$	12,50

[a] P.E. = Probeexcision.

[b] E.E. = Ende des Experimentes.

[c] G.I. = Gonosomatischer Index = $\frac{\text{Gonadengewicht}}{\text{Gesamtgewicht}} \cdot 100$.

[d] Aktivitätsstadien der Testes (s. S. 10).

[e] M = Mittlerer Durchmesser der 30 größten Oocyten. s = Standardabweichung.

Der gonosomatische Index unterschied sich in beiden Gruppen deutlich (Tabelle 1). Die starken individuellen Unterschiede im gonosomatischen Index bei den gleichgeschlechtlichen Tieren einer Gruppe hängen mit der Körpergröße zusammen.

Die Wirkung der Langtagbeleuchtung auf den gonosomatischen Index ergibt sich am deutlichsten aus dem Vergleich der Werte für Tiere gleicher Größenklasse. (Klasse I: Totallänge bis 120 mm, 1- und 2jährig; Klasse II: 121—150 mm, 2- und 3jährig; Klasse III: über 150 mm, 3- und mehrjährig.)

Bei den ♂♂ der I. Größenklasse konnte durch den Langtag keine Veränderung des gonosomatischen Index erreicht werden. Es handelt sich offenbar um juvenile Tiere, deren Fortpflanzungssystem unter den genannten Versuchsbedingungen noch nicht stimulierbar ist. In der II. und III. Größenklasse wird ein deutliches Anwachsen des gonosomatischen Index bei beiden Geschlechtern erzielt. Die Ergebnisse der histologischen Analyse sind ebenfalls in Tabelle 1 zusammengestellt.

Bei den ♂♂ unter 120 mm Körperlänge findet keine oder nur eine sehr schwache Stimulierung der Testes statt, während die Testes der ♂♂ über 120 mm in der Langtaggruppe die höchste Aktivitätsstufe (vgl. S. 10) erreichen.

Bei den weiblichen Tieren wurde der Behandlungserfolg durch einen Vergleich der maximalen Oocytengrößen geprüft. Hierzu wurden am histologischen Präparat die Durchmesser der 30 größten Oocyten eines Ovariums durch eine Mittelung von größtem und kleinstem Durchmesser bestimmt und aus den erhaltenen Werten der arithmetische Mittelwert berechnet. Aus dem Vergleich der Oocytengrößen der Tiere beider Versuchsgruppen ergibt sich eine bedeutend stärkere Stimulation des Oocytenwachstums in der Langtaggruppe.

In der Kurztaggruppe kann bei den großen ♂♂ (Tiere Nr. 2 und Nr. 19) eine deutliche Stimulation der Testes gegenüber dem histologischen Bild der Probeexcision beobachtet werden; die durch Langtagbeleuchtung erzielte Stimulationsstärke wurde jedoch in keinem Fall erreicht. Auch bei den Weibchen der Kurztaggruppe fand ein schwaches, aber deutliches Oocytenwachstum statt (Tiere Nr. 13, 17, 18). Da diese Tiere bei natürlicher Tageslänge lebten, erhebt sich die Frage, ob diese Stimulation durch die gegen die Außentemperatur stark erhöhte Wassertemperatur während des Experimentes verursacht wurde. Die Beantwortung dieser Frage ergibt sich aus dem Vergleich zwischen den Versuchstieren und Tieren aus Freilandfängen vom 15. April (Wassertemperatur weniger als 10° C). Bei den im Freiland gefangenen ♂♂ mit einer Körperlänge über 120 mm befinden sich die Testes im Reifungsstadium IIa, bei den Tieren über 180 mm im Reifungsstadium IIb. Demgegenüber erreichten die Versuchstiere der Kurztaggruppe am 25. März 1965 bereits die Stadien IIb bzw. III. Bei den im Freiland gefangenen ♀♀ der Größenklasse III beträgt der maximale Oocytendurchmesser 250 ± 30 µm (gemittelt aus 3 Tieren von 170 mm Körperlänge), ist also bedeutend niedriger als die maximale Oocytengröße der Versuchstiere (vgl. Tabelle 1). Da die Tiere der Kurztaggruppe dieselbe Photoperiode wie die Tiere des Freilandfanges hatten, muß die stärkere Gonadenstimulierung bei der Kurztaggruppe auf die höhere Wassertemperatur im Aquarium zurückgeführt werden.

Wirkung auf die Hypophyse

Beim Vergleich der Hypophyse von Fischen, die im Dezember im Freiland gefangen waren, mit Hypophysen von Versuchstieren werden Veränderungen ausschließlich in der proximalen pars distalis beobachtet. Die im histologischen Schnitt von den beta- und gamma-Zellen eingenommene Schnittfläche ist bei den Versuchstieren deutlich vergrößert. Da diese Schnittfläche in verschiedenen Sagittalebenen der Hypophyse verschieden groß ist und der Anteil der darinliegenden basophilen Zellen von median nach außen hin zunimmt, müssen zu einer quantitativen Beschreibung dieser Veränderungen bestimmte Sagittalebenen miteinander verglichen werden. Zu diesem Zweck wurde ein Mittelwert aus der entsprechenden Fläche in der medianen, einer rechten und einer linken äußeren Sagittalebene gebildet (vgl. Abb. 19). Zur Erleichterung des Vergleichs verschieden großer Tiere wurde nicht der absolute Wert der von den beta-Zellen eingenommenen Schnittfläche verwendet, sondern jeweils der relative Anteil dieser Fläche an der Gesamtschnittfläche der Adenohypophyse in Prozent angegeben. Alle Meßergebnisse werden in Tabelle 2 zusammengefaßt.

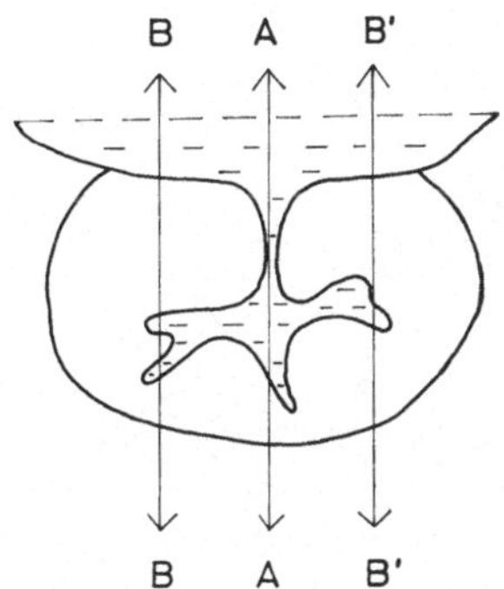

Abb. 19. Schematischer Hypophysenquerschnitt von *Lepomis* *A-A* Mediane Sagittalebene; *B-B* und *B'-B'* paramediane Sagittalebenen in der Mitte zwischen der Medianen und dem Außenrand der Hypophyse

Tabelle 2. Zusammenfassung der Versuchsergebnisse der Wirkung unterschiedlicher Lichtperioden auf den Aktivitätszustand der beta-Zellen der Adenohypophyse von *Lepomis macrochirus* im Vergleich zu Kontrolltieren aus der freien Natur

Größenklassen	Kontrollen aus Freilandfängen				Versuchstiere			
	Fix. Datum: 21.12.		Fix. Datum: 15.4.		Kurztagbehandlung (12.2.—25.3.)		Langtagbehandlung (12.2.—25.3.)	
	Spalte 1	Spalte 2	Spalte 1	Spalte 2	Spalte 1	Spalte 2	Spalte 1	Spalte 2
I (juvenil)	ca. 15%	—	—	—	ca. 16%	—	ca. 15%	—
II und III (geschlechtsreif)	ca. 20%	2800 μm²	ca. 30%	5100 μm²	ca. 36%	7400 μm²	ca. 46%	9400 μm²

Spalte 1: Flächenmäßiger Anteil der beta-Zellen an der Gesamtpopulation der Zellen der Adenohypophyse in %.

Spalte 2: Die von 100 beta-Zellen eingenommene Schnittfläche in μm^2.
Bei den Tieren der Größenklasse I sind die einzelnen beta-Zellen nur schwer abgrenzbar und deshalb nicht zuverlässig zu vermessen. Daher wurde auf diese Flächenbestimmung verzichtet (Erläuterung im Text).

Es wird deutlich, daß die basophilen Zellen in der Hypophyse der Tiere der Größenklasse I auf Veränderungen der Photoperiode und der Temperatur noch nicht ansprechen. Im Gegensatz zu den juvenilen Tieren zeigen die adulten Tiere aus beiden Versuchsgruppen eine deutliche Stimulation. Die höheren Werte bei den Tieren aus der Kurztaggruppe gegenüber den Freilandfängen vom April müssen auf die erhöhte Wassertemperatur während des Experimentes zurückgeführt werden.

Die cytologische Untersuchung zeigt, daß die beschriebenen Veränderungen im wesentlichen auf eine Hypertrophie der beta-Zellen zurückzuführen sind. Als Maß für die Hypertrophie der Einzellen wurde die im Schnittbild von 100 Zellen dieses Typs eingenommene Fläche benutzt. Zu diesem Zweck wurden gut über-

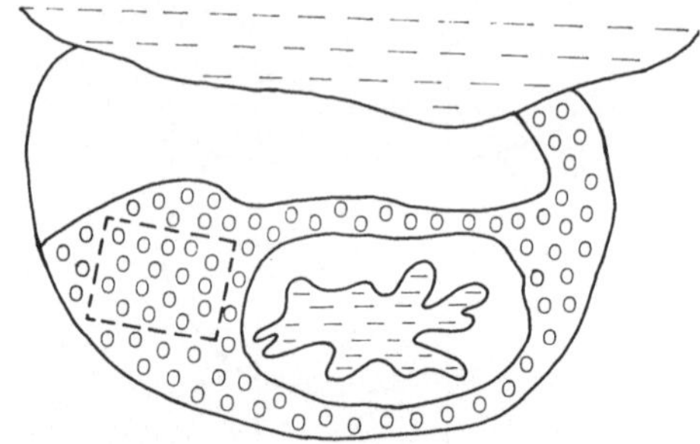

Abb. 20. Schematischer paramedianer Sagittalschnitt in der Schnittebene B bzw. B′ (vgl. Abb. 19). Die durch Kreise gekennzeichnete Fläche gibt den Bereich der beta-Zellen an; die Zellmessungen wurden in dem mit gestrichelten Linien eingefaßten Teilbereich durchgeführt

schaubare Zellgruppen ausgewählt und eine Mindestzahl von je 100 Zellen vermessen. Die Abb. 20 zeigt die Region, in der alle Messungen durchgeführt wurden. Die ermittelten Werte sind in Tabelle 2 (Spalte 2) zusammengefaßt. Signifikante Unterschiede zwischen ♂♂ und ♀♀ wurden nicht beobachtet.

Bei allen vier untersuchten Gruppen sind die ventral von den alpha-Zellen gelegenen gamma-Zellen gut zu erkennen. Das cytologische Bild der gamma-Zellen unterscheidet sich in den verschiedenen Gruppen nicht wesentlich. Im PAS-Orange-G-Präparat findet sich in ihrem Cytoplasma eine sehr feine PAS-positive Granulation, das Cytoplasma selbst ist blaß ziegelrot gefärbt; die Kerne sind meist kugelförmig, der Nucleolus ist relativ groß. Bei den beta-Zellen hingegen wird neben der bereits beschriebenen Hypertrophie auch eine Formveränderung des Zellkörpers beobachtet. Die im Dezember schmal spindelförmigen Zellen haben eine starke Querstreckung erfahren. Die Kerne liegen meist in einem Zellende, das Cytoplasma ist prall mit PAS-positiven Granula angefüllt, die die beta-Zellen im PAS-Orange-G-Präparat leuchtend violettrot erscheinen lassen. Struktur- oder Größenveränderungen der Zellkerne werden jedoch nicht beobachtet.

Bei allen übrigen Zelltypen der Adenohypophyse konnten keine auffälligen Veränderungen wahrgenommen werden. Damit sind die beta-Zellen der einzige Zelltyp der Adenohypophyse, der durch eine relativ kurzfristige Verlängerung der Photoperiode und Erhöhung der Wassertemperatur stimuliertbar ist.

b) *Kastrationsexperimente*

Alle experimentellen Untersuchungen bei Teleostiern stimmen darin überein, daß die Gonaden beider Geschlechter im Anschluß an eine Hypophysektomie ihr Wachstum einstellen oder eine Regression erleiden. In Substitutionsexperimenten wurde in den meisten Fällen eine zumindest teilweise Erholung der Gonaden erzielt (vgl. Literaturhinweise bei Pickford u. Atz, 1957; Atz u. Pickford, 1964, sowie Sundararaj u. Anand, 1972).

Die Abhängigkeit der normalen Gonadenfunktion von der stimulierenden Wirkung der Hypophyse gilt als gesicherte Tatsache. Die Frage nach der reziproken Abhängigkeit der beiden Organsysteme kann im Kastrationsexperiment nachgeprüft werden. Bei Säugern konnte nach Kastration ein erhöhter Gonadotropingehalt des Blutplasmas nachgewiesen werden; gleichzeitig ließ das histologische Bild der Hypophyse auf eine Hyperaktivität der Drüse schließen.

Bei vielen Säugetierspecies konnte darüber hinaus das Auftreten charakteristischer Kastrationszellen, sog. „Siegelringzellen" in der Adenohypophyse beobachtet werden (z.B. Purves u. Griesbach, 1955).

Cytologische Untersuchungen der Hypophyse nach Kastration von Teleostiern liegen nur in geringer Anzahl vor. Atz (1953) fand in der Hypophyse männlicher Kastraten von *Astyanax* einen den Kastrationszellen von Säugern vergleichbaren Zelltyp. Sokol (1955, 1961) wies in der Adenohypophyse von *Lebistes reticulatus* zwei basophile Zelltypen nach, die zwar mit der PAF-Methode nicht selektiv anfärbbar waren, im Experiment jedoch verschiedene Reaktionen zeigten. Während der eine Zelltyp nach Ovarektomie Degranulation und Hypertrophie aufwies, reagierte der zweite Typ auf eine chemische Thyreoidektomie durch Behandlung mit Thioharnstoff.

In der hier vorliegenden Arbeit wurden die Hypophysen von insgesamt 43 männlichen und weiblichen Kastraten von *Lepomis cyanellus* in mehreren Gruppen mit verschieden langer Versuchsdauer (3, $6^1/_2$, 11 Monate) untersucht. Zusätzlich konnte die Hypophyse eines einzigen überlebenden Kastraten von *Lepomis macrochirus* studiert werden.

Da sich in den Beleuchtungsexperimenten gezeigt hatte, daß eine verlangerte Photoperiode stimulierend auf die Gonaden wirkt, wurden die Tiere mit der Versuchdauer von 3 Monaten in 2 Untergruppen eingeteilt, die bei gleicher Temperatur unter Langtag- bzw. Kurztagbedingungen gehalten wurden. Es ergaben sich somit insgesamt 4 Versuchsgruppen.

Bei allen Kastrationen mußten zur Vermeidung der Regeneration von Gonadengewebe die Ausführgänge mitsamt dem die Geschlechtsöffnung umgebenden Gewebe sorgfältig entfernt werden. Die dabei nur schwer zu vermeidende Verletzung des Harnleiters wurde von den Tieren in der Regel ohne Komplikationen vertragen.

Versuchsgruppe I. Versuchsdauer 3 Monate (Anfang Januar—Ende März). Diese Gruppe wurde unter Kurztagbedingungen gehalten, die Beleuchtungsdauer betrug täglich 9 Std.

Die Beleuchtungsapparatur bestand aus einer Leuchtstoffröhre (30 W) und einer Glühlampe (40 W), die in einem stark reflektierenden Beleuchtungskasten etwa 15—20 cm über der Wasseroberfläche angebracht waren.

Versuchsgruppe II. Kastrationsdauer 3 Monate (Anfang Januar—Ende März). Diese Gruppe wurde unter Langtagbedingungen mit einer täglichen Beleuchtungszeit von 16 Std gehalten. Die Beleuchtungsapparatur war die gleiche wie in Versuchsgruppe I. Zur Vermeidung von Temperaturunterschieden in den Becken der Versuchsgruppen I und II wurde das Wasser der beiden Becken durch eine Pumpvorrichtung ständig gegeneinander ausgetauscht.

Versuchsgruppe III. Versuchsdauer $6^1/_2$ Monate (Anfang Januar—Mitte Juli). Die Tiere lebten von Beginn des Experiments an im Glashaus bei normaler Tageslichtbeleuchtung.

Versuchsgruppe IV. Kastrationsdauer 11 Monate (Anfang Januar—Ende November). Die Tiere lebten unter normaler Tageslichtbeleuchtung wie bei Versuchsgruppe III.

Kontrollen. Bei den Kontrolltieren wurde unter denselben Operationsbedingungen wie bei der Kastration eine Laparotomie vorgenommen und dabei ein kleines Gonadenstück entnommen.

Die histologische Kontrolle ergab, daß sich die Gonaden aller Versuchstiere bei Versuchsbeginn im Januar in völliger Ruhe befanden; die Testes enthielten außer wenigen Restspermien lediglich Spermatogonien, die Ovarien nur Oocyten in Prävitellogenese.

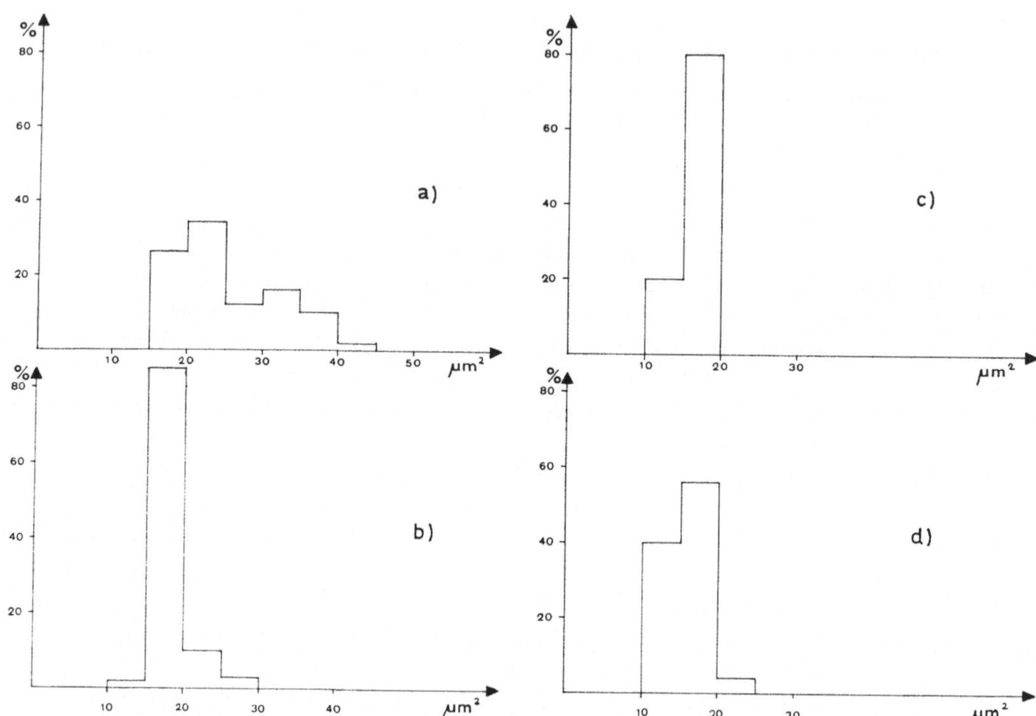

Abb. 21a—d. Kerngrößen der gamma- und beta-Zellen von *Lepomis cyanellus* nach einer Kastrationsdauer von 3 Monaten unter Kurztagbeleuchtung. a) gamma-Zellen der Kastraten ($M = 25{,}3$ µm²; $s = \pm 7{,}0$ µm²)*. b) gamma-Zellen der nicht kastrierten Kontrollen ($M = 18{,}2$ µm²; $s = \pm 2{,}5$ µm²). c) beta-Zellen der Kastraten ($M = 16{,}5$ µm²; $s = \pm 2{,}0$ µm²). d) beta-Zellen der Kontrollen ($M = 15{,}7$ µm²; $s = \pm 3{,}3$ µm²)

Die Wirkung der Kastration auf die Struktur der Adenohypophyse

Zur Beurteilung der Wirkungen des Versuchs auf die Zellen der Adenohypophyse wurden die Kerne der beta- und gamma-Zellen vermessen und in jeder Versuchsgruppe die Ergebnisse von 4 Tieren (2 ♂♂, 2 ♀♀) ausgewertet. In allen zugehörigen Kontrollgruppen aus je 3 Tieren waren beide Geschlechter vertreten. Da die Kerne der gamma-Zellen nach längerer Kastrationsdauer sehr unregelmäßige Formen annehmen, wodurch eine Berechnung des Kernvolumens erschwert würde, wurde die planimetrierte Schnittfläche der Kerne als Maß für die Kerngröße gewählt.

Für planimetrische Messungen wurden mit Hilfe eines Zeichenapparates unter Verwendung eines Immersionsobjektives (100fach) die Umrisse von je 100 Kernen der untersuchten Zelltypen pro Tier herausgezeichnet. Die absolute Flächengröße wurde durch Vergleich der gezeichneten Kernflächen mit einem Einheitsquadrat berechnet. Die durch Vergleich unmittelbarer Nachbarschnitte erkannten peripheren Kernanschnitte wurden bei der Auswahl nicht berücksichtigt. Die Säulendiagramme der Abb. 21, 23, 24 und 27 zeigen den prozentualen Anteil der verschiedenen Kernflächen-Klassen von den 400 bzw. 300 Kernen (Versuchs- bzw. Kontrolltiere), die in jeder Gruppe ausgemessen wurden.

---

* M = Mittelwert aus allen vermessenen Zellen der Versuchsgruppe; s = Standardabweichung.

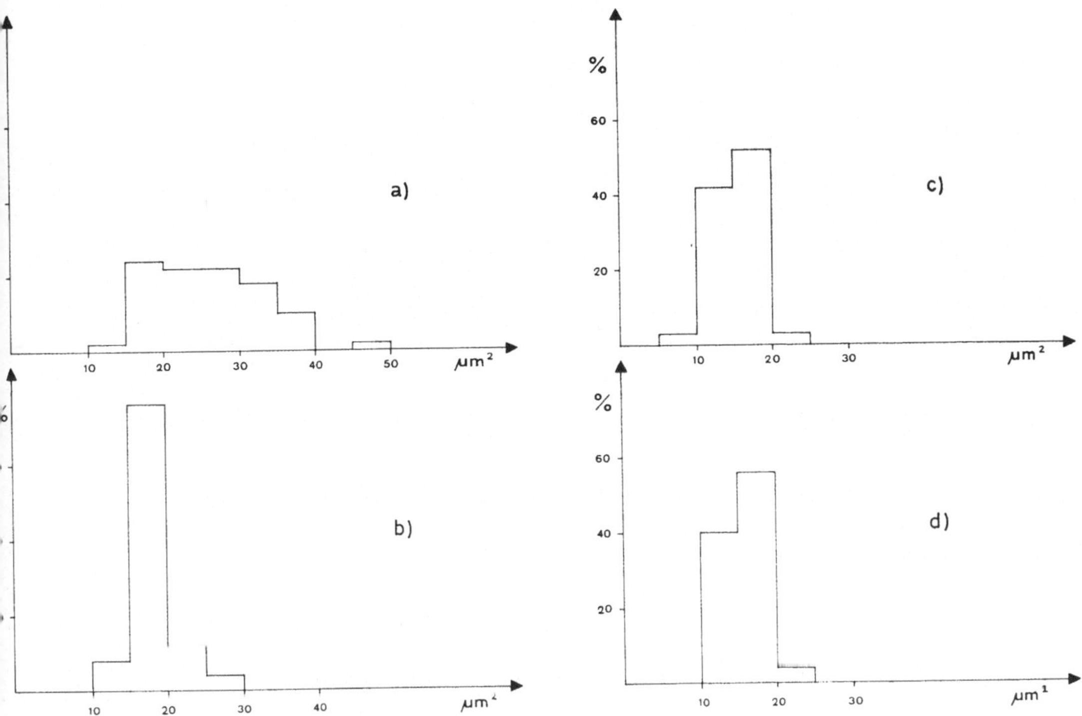

Abb. 23a—d. Kerngrößen der gamma- und beta-Zellen von *L. cyanellus* nach einer Kastrationsdauer von 3 Monaten unter Langtagbeleuchtung. a) gamma-Zellen der Kastraten ($M = 26{,}0\ \mu m^2$; $s = \pm 7{,}8\ \mu m^2$). b) gamma-Zellen der Kontrollen ($M = 18{,}1\ \mu m^2$; $s = \pm 3{,}6\ \mu m^2$). c) beta-Zellen der Kastraten ($M = 15{,}3\ \mu m^2$; $s = \pm 3{,}1\ \mu m^2$). d) beta-Zellen der Kontrollen ($M = 15{,}7\ \mu m^2$; $s = \pm 2{,}8\ \mu m^2$)

Versuchsgruppe I. Die auffallendste Veränderung in der Hypophyse ist die Hypertrophie der Zellkerne, der Nucleolen und des Cytoplasmas der gamma-Zellen. Der Hypertrophiegrad der Zellkerne ist in Abb. 21 im Vergleich zur Kerngröße der beta-Zellen dargestellt.

Da bei männlichen und weiblichen Kastraten keine signifikanten Unterschiede der Kerngrößen beobachtet wurden, wurden alle Kastraten einer Gruppe ohne Rücksicht auf das Geschlecht zur Ermittlung des Mittelwerts der Kernschnittflächen herangezogen.

Während nach Abschluß des Experiments das Cytoplasma der beta-Zellen im Tetrachrompräparat nach Herlant (1960) sich unverändert stark mit Anilinblau anfärbte und eine dichte Granulation aufwies, färbte Säurealizarinblau das bereits sehr stark degranulierte Cytoplasma der gamma-Zellen schwach grauviolett. Die eiförmigen bis kugelrunden Kerne der gamma-Zellen liegen meist in einem Zellende.

Die vereinzelt in Zweizahl vorkommenden hypertrophierten Nucleolen der gamma-Zellen sind im Gegensatz zu den dunkelbraunroten Nucleolen der beta-Zellen im Tetrachrompräparat nach Herlant leuchtend rot gefärbt. Im AB-PAF-

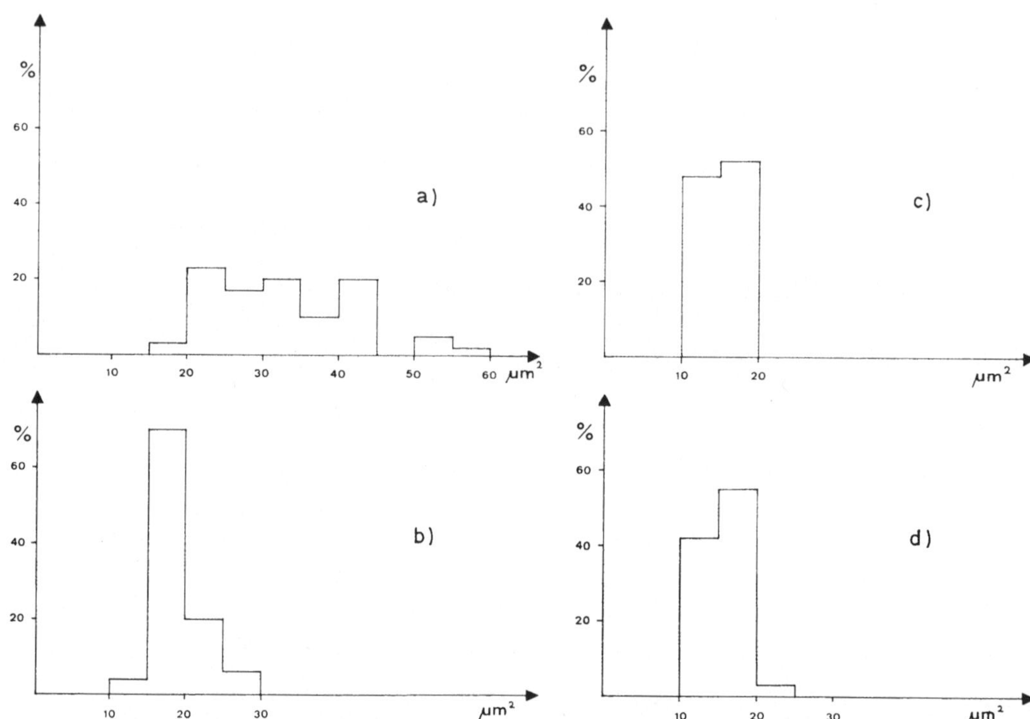

Abb. 24. Kerngrößen der gamma- und beta-Zellen von *L. cyanellus* nach einer Kastrationsdauer von 6,5 Monaten. a) gamma-Zellen der Kastraten ($M = 32{,}9\ \mu m^2$; $s = \pm 9{,}5\ \mu m^2$). b) gamma-Zellen der Kontrollen ($M = 18{,}9\ \mu m^2$; $s = \pm 3{,}2\ \mu m^2$). c) beta-Zellen der Kastraten ($M = 15{,}1\ \mu m^2$; $s = \pm 2{,}5\ \mu m^2$). d) beta-Zellen der Kontrollen ($M = 15{,}5\ \mu m^2$; $s = \pm 2{,}7\ \mu m^2$)

Präparat sind die färberischen Unterschiede zwischen den hypertrophierten gamma-Zellen und den nicht veränderten beta-Zellen der Kastraten noch deutlicher. Das Cytoplasma der beta-Zellen ist sehr stark AB-positiv, die grobe Granulation PAF-positiv. Im Gegensatz zu diesen sehr stark angefärbten beta-Zellen ist das Cytoplasma der gamma-Zellen chromophob und enthält nur noch wenige AB-positive Granula (Abb. 22).

Versuchsgruppe II. Die strukturellen Veränderungen in der Adenohypophyse sind sowohl qualitativ wie quantitativ denen, die bei gleicher Versuchsdauer unter Kurztagbedingungen erzielt wurden, vergleichbar (Abb. 23).

Da die nicht kastrierten Kontrolltiere der Versuchsgruppen I und II unter Kurztag- bzw. Langtagbedingungen lebten, konnten diese Tiere zur Ermittlung des Beleuchtungseffektes auf die Gonaden und Hypophysen herangezogen werden. Diese Auswertung ergab Daten für *Lepomis cyanellus*, die mit den für *L. macrochirus* gefundenen voll übereinstimmen: Die Gonaden beider Geschlechter der Kontrolltiere aus der Langtaggruppe sind gegenüber denen der Kontrolltiere aus der Kurztaggruppe stärker gereift. Die beta-Zellen der Hypophyse sind bei den Tieren der Langtaggruppe deutlich hypertrophiert. Die Abb. 21c, d und 23c, d bestätigen die an *Lepomis macrochirus* gewonnene Beobachtung, daß der durch

Verlängerung der Beleuchtungsperiode ausgelösten Cytoplasmahypertrophie der beta-Zellen keine gleichzeitige Hypertrophie der Zellkerne parallelläuft.

Versuchsgruppe III. Die Hypertrophie der gamma-Zellen ist bei einer Kastrationsdauer von 6,5 Monaten weiter fortgeschritten (Abb. 24). Ein Teil der hypertrophierten Zellkerne hat Formveränderungen durch tiefe Einbuchtungen der Kernmembran erfahren, andere sind langgestreckt bis bohnenförmig und weisen in diesem Fall stets an der konkaven Seite Membraninvaginationen auf (Abb. 25).

Das Cytoplasma erscheint bei der Mehrzahl der angewendeten Färbungstechniken völlig degranuliert (Tetrachrom nach Herlant; PAS-Orange-G; Trichrom nach Cleveland u. Wolfe; Azan); lediglich im Paraldehyd-Fuchsinpräparat kann noch eine sehr feine und sehr lockere PAF-positive Granulation festgestellt werden.

Bei etwa einem Viertel der Kastrationszellen treten nun große Vakuolen im Cytoplasma auf. Im Tetrachrompräparat nach Herlant sind diese Vakuolen mit einer leuchtend blau gefärbten granulären Substanz gefüllt, in die meist eine blasenförmige, optisch leere Struktur eingelagert ist. Der granuläre Vakuoleninhalt ist PAS-positiv (Abb. 26).

Versuchsgruppe IV. Die Hypertrophie der gamma-Zellen ist nach einer Kastrationsdauer von 11 Monaten nicht weiter fortgeschritten, die mittlere Kernschnittfläche ist vielmehr fast auf den Wert abgesunken, der 3 Monate nach der Kastration erreicht war (Abb. 27). Das cytologische Bild unterscheidet sich ebenfalls nicht vom Bild der Kastrationszellen von Tieren mit einer Kastrationsdauer von 3 Monaten. Nur ganz vereinzelt können im Cytoplasma der im Vergleich zu den Kontrollen stark hypertrophierten gamma-Zellen noch Vakuolen nachgewiesen werden. Die Kerne mit bohnenförmiger Gestalt und starken Kernwandinvaginationen sind sehr selten geworden.

Die Abb. 28 stellt zusammenfassend die Größenveränderungen der gamma-Zellen im Verlauf des gesamten Kastrationsexperimentes dar.

Die Auswertung der Versuche hat gezeigt, daß strukturelle Veränderungen als Folge der Kastration nur bei einem Zelltyp der Adenohypopse, nämlich den basophilen gamma-Zellen in der proximalen pars distalis, beobachtet werden.

Bei der quantitativen Auswertung zeigten sich keine statistisch signifikanten Unterschiede zwischen den Geschlechtern.

c) Behandlung mit Steroidhormonen

Bei Teleostiern hat die Behandlung mit Oestrogenen im allgemeinen einen hemmenden Effekt auf die Ovarien (Dodd, 1960). Burgos (1953) nimmt an, daß bei Amphibien die hemmende Wirkung von Oestrogeninjektionen auf das Ovar eine Sekundärfolge durch die Unterdrückung der endogenen gonadotropen Aktivität der Hypophyse der Versuchstiere sei. Bei der Ratte liegen Untersuchungsergebnisse vor, die diese These bestätigen. Finerty u. Meyer (1950) konnten zeigen, daß nach Oestrogenbehandlungen ovarektomierter Ratten der prozentuale Anteil der basophilen gonadotropen Zellen der Hypophyse proportional zur injizierten Oestrogenmenge abnahm und daß gleichzeitig der Gonadotropingehalt der Hypophysen oestrogenbehandelter Tiere absank.

Purves u. Griesbach (1955) konnten durch Androgenbehandlung morphologische Veränderungen in der Rattenhypophyse erzielen. Testosteronpropionat

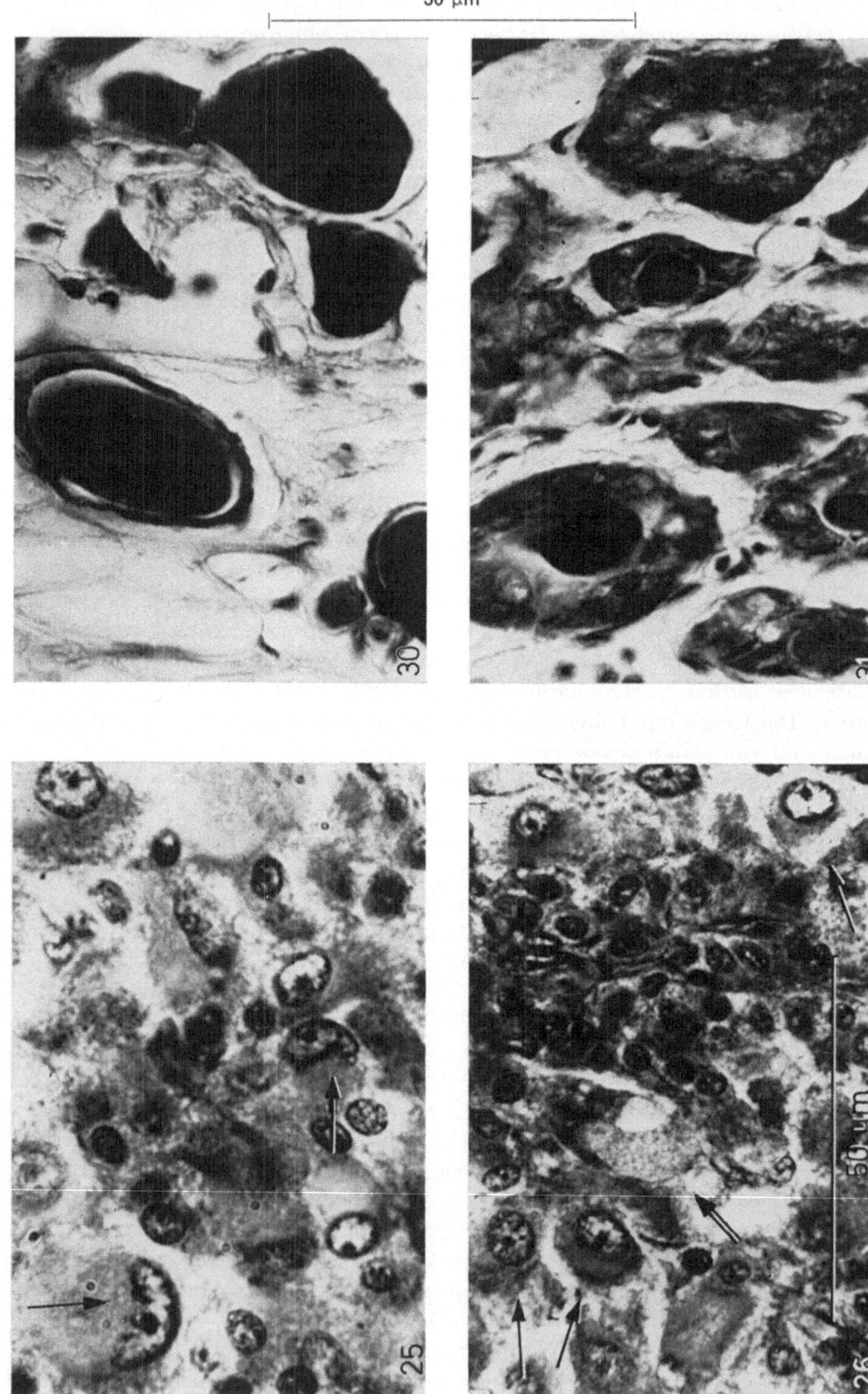
50 µm
30
31
25
26
50 µm

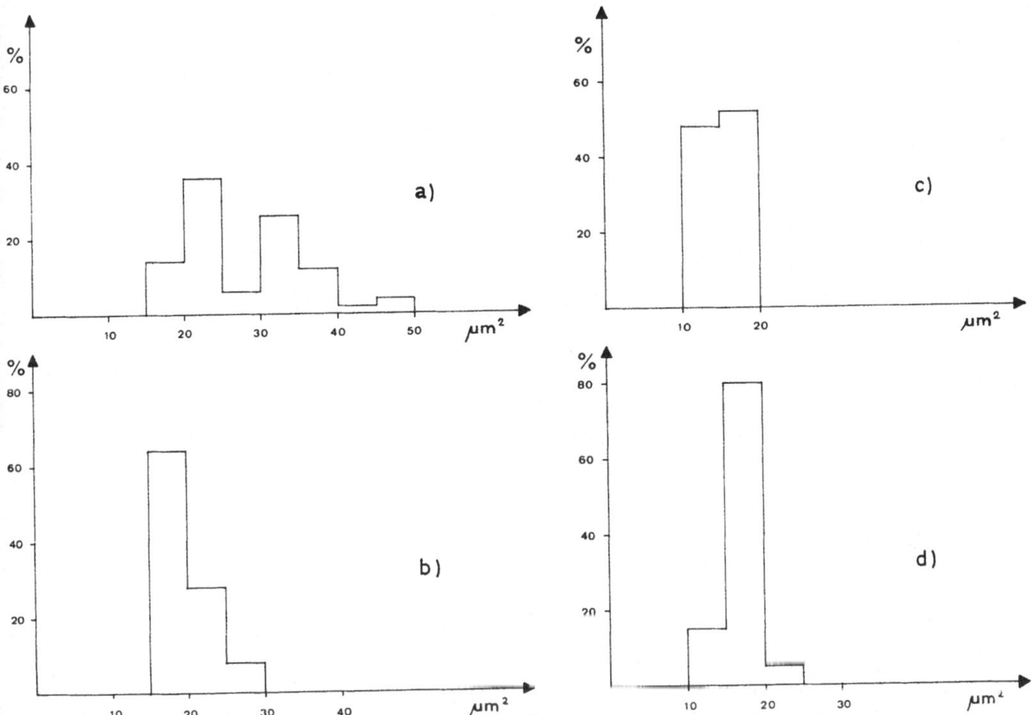

Abb. 27c—d. Kerngrößen der gamma- und beta-Zellen von *L. cyanellus* nach einer Kastrationsdauer von 11 Monaten. a) gamma-Zellen der Kastraten ($M = 27{,}9$ µm²; $s = \pm 7{,}8$ µm²). b) gamma-Zellen der Kontrollen ($M = 19{,}7$ µm²; $s = \pm 4{,}2$ µm²). c) beta-Zellen der Kastraten ($M = 15{,}1$ µm²; $s = \pm 3{,}4$ µm²). d) beta-Zellen der Kontrollen ($M = 17{,}0$ µm²; $s = \pm 2{,}2$ µm²)

förderte die Einlagerung von Sekretionsgranula in den FSH-Zellen bei gleichzeitiger Degranulation und Regression der LH-Zellen.

In der vorliegenden Untersuchung wurde als Oestrogen Oestradiolundecylat verwendet, das im Säugetierexperiment eine sehr starke Depotwirkung hat.

Die Versuchstiere waren Männchen und Weibchen von *Lepomis macrochirus* zwischen 120 mm und 157 mm Totallänge. Die Versuchsgruppe umfaßte 8 Tiere (4 ♂♂, 4 ♀♀), die Kontrollgruppe 7 Tiere (3 ♂♂, 4 ♀♀). 5 Tage nach der Probeexcision wurde eine einmalige intramuskuläre Injektion von 100 µg Delestrec (Squibb) in 0,05 ml Rhizinusöl je Tier vorgenommen. Die Kontrolltiere erhielten intramuskulär 0,05 ml Rhizinusöl. Die Versuchsdauer war, vom Tage der Injektion an gerechnet, 47 Tage.

Abb. 25. Hypertrophierte Kerne der gamma-Zellen nach einer Kastrationsdauer von 6,5 Monaten. Kernwandinvaginationen bei deformierten Kernen (→)

Abb. 26. Dorsaler Bereich der proximalen pars distalis von *L. cyanellus* 6,5 Monate nach der Kastration. (→ hypertrophierte gamma-Zellen ohne Vakuole; ⇒ hypertrophierte gamma-Zelle mit Vakuole-„Siegelringzelle") Tetrachrom nach Herlant

Abb. 30. Schilddrüsenfollikel eines Kontrolltieres

Abb. 31. Schilddrüsenfollikel von *Lepomis cyanellus* nach 50-tägiger Thioharnstoff-Behandlung

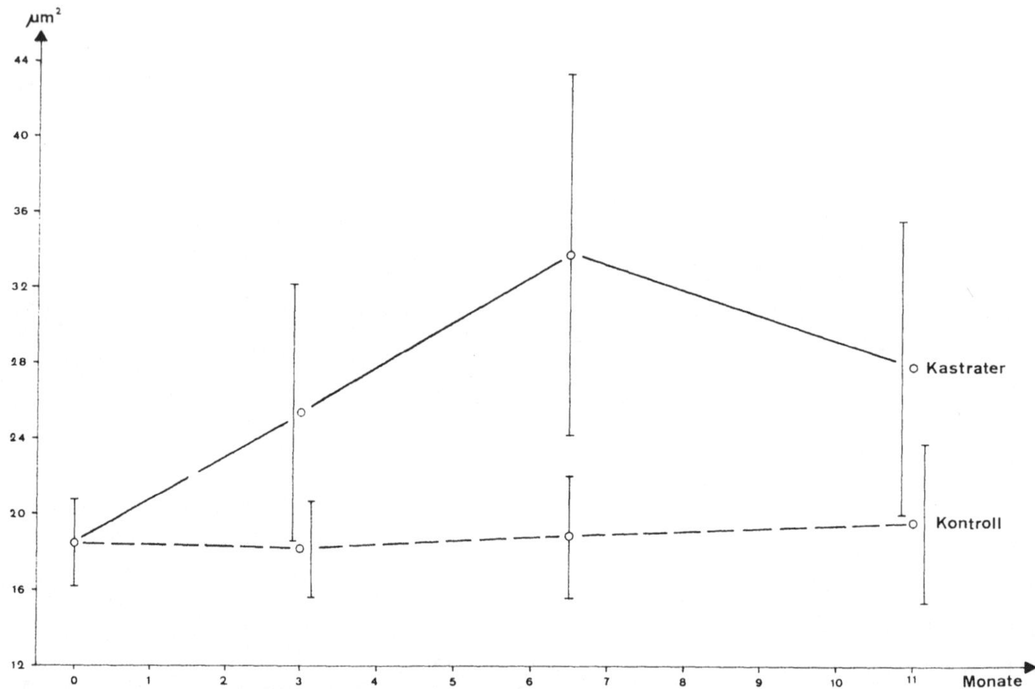

Abb. 28. Mittlere Kernschnittflächen der gamma-Zellen von Kastraten im Vergleich zu den gamma-Zellen der intakten Kontrollen als Funktion der Zeitdauer des gesamten Kastrationsexperimentes. Da über die Kerngrößen in der Zeit zwischen den Meßpunkten keine exakten Aussagen möglich sind, kann das *tatsächliche Maximum* der Kernhypertrophie auch vor oder hinter dem eingezeichneten Maximum liegen

Wirkung der Oestrogenbehandlung auf die Gonaden

Die Testes von zwei juvenilen Männchen aus der Versuchsgruppe enthielten als Keimzellen nur Spermatogonien; ihr histologisches Bild unterschied sich nicht von dem des einzigen juvenilen Männchens der Kontrollgruppe. Die Testes der geschlechtsreifen Männchen befanden sich in voller Spermatogeneseaktivität, die Lumina der Testistubuli waren dicht mit Spermatocytennestern, Spermatiden und Spermatozoen gefüllt. Im histologischen Bild der Testes der Versuchstiere wurden keine auffälligen Veränderungen gegenüber den Kontrolltieren beobachtet.

In den Ovarien hingegen führte die Oestrogenbehandlung zu einer starken Degeneration aller Oocyten, die sich im Stadium der Vitellogenese befanden. Bei den Oocyten in später Vitellogenese waren die Dotterschollen zum Teil zusammengeflossen und wurden blasig; meist war die Zona radiata völlig aufgelöst. Bei den Oocyten in früher Vitellogenese waren die Degenerationserscheinungen noch weiter fortgeschritten; ihr Material war bereits zu einem großen Teil resorbiert.

Bei den Oocyten in Prävitellogenese konnten nach der Oestrogenbehandlung keine Anzeichen von Degeneration festgestellt werden.

Wirkung der Oestrogenbehandlung auf die Hypophyse

In der Hypophyse führte die 47tägige Behandlung mit Oestradiolundecylat nicht zu morphologisch erkennbaren Veränderungen. Sowohl die Kern- und Zellgröße wie auch die Granulationsdichte der beta- und gamma-Zellen waren in beiden Versuchsgruppen gleich. Die Behandlung mit Oestradiolundecylat scheint also unter den angegebenen Bedingungen zur experimentellen Identifizierung der gonadotropen Zellen in der *Lepomis*-Hypophyse nicht geeignet zu sein.

Es bleibt hier ungeklärt, ob der negative Ausgang dieses Experiments darauf zurückzuführen ist, daß Oestradiolundecylat im Fischkörper ohne physiologische Wirkung ist, oder ob morphologische Veränderungen in der Hypophyse durch Erhöhung des Steroidhormonspiegels erst nach einer Verlängerung der Versuchsdauer über den hier angegebenen Zeitraum von 47 Tagen hinaus erzielt werden können.

2. Funktionelle Beziehungen des Hypothalamus-Hypophysensystems zur Schilddrüse

Das Studium der Schilddrüse im Anschluß an eine Hypophysektomie zeigt, daß ihr normales Funktionieren in allen Wirbeltierklassen an die funktionelle Integrität der Hypophyse gebunden ist, da die Produktion des Schilddrüsenhormons unter der Kontrolle des aus der Hypophyse stammenden Schilddrüsen-stimulierenden Hormons, TSH, steht (Gorbman, 1959; La Roche *et al.*, 1965; Laszlo *et al.*, 1966; Lynn u. Wachowski, 1951; Olivereau, 1954a, b).

Die bisherigen experimentellen Arbeiten haben erkennen lassen, daß bei Fischen die morphologisch zu erkennende Inaktivierung der Schilddrüse nach Hypophysektomie außerordentlich verzögert sein kann, so daß bei vorzeitigem Abbruch des Experimentes eine Unabhängigkeit der Schilddrüsenfunktion vom TSH-Spiegel vorgetäuscht werden kann.

Den Verhältnissen bei den höheren Vertebraten vergleichbare Befunde liefert die physiologische Analyse der Thyreoidea z.B. mit Hilfe der Histoautoradiographie im Anschluß an eine Hypophysektomie (Olivereau, 1954a).

Der Abfall des Schilddrüsenhormonspiegels nach Thyroidektomie führt im Säugetierexperiment zu einer vermehrten Ausschüttung von TSH durch die Hypophyse. Dabei ist es gleichgültig, ob der Schilddrüsenhormonmangel hervorgerufen wurde durch chirurgische Thyroidektomie (Purves u. Griesbach, 1951a, b, c), durch Zerstörung der Schilddrüse nach Verabfolgung größerer Dosen ^{131}J (Goldberg u. Chaikoff, 1950) oder durch Behandlung der Testtiere mit schilddrüsenhemmenden Substanzen (Purves u. Griesbach, 1951a, b). In jedem Fall werden neben der erhöhten Ausschüttung von TSH morphologische Veränderungen in der Adenohypophyse beobachtet, die auf eine starke Stimulierung der basophilen delta-Zellen schließen lassen (Purves, 1961).

Die Abnahme der PAF-positiven Reaktion der delta-Zellen steht in direktem Verhältnis zur Zunahme des TSH-Spiegels im Blut (Del Conte u. Stux, 1955).

Da bei der Mehrzahl der Teleostier eine chirurgische Thyroidektomie wegen der dispersen Lage der Schilddrüsenfollikel nicht möglich ist, war die systematische Erforschung der Teleostier erst nach der Entdeckung von Substanzen mit spezifisch schilddrüsenhemmendem Effekt möglich. In den bisherigen Untersuchungen an Teleostiern erwiesen sich solche Substanzen (Thioharnstoff, Thiouracil, Propylthiouracil) als ähnlich thyreostatisch wirksam wie bei den höheren Vertebraten (vgl. Pickford u. Atz, 1957).

Die experimentellen Untersuchungen dieser Arbeit zur Schilddrüsenphysiologie von *Lepomis cyanellus* dienten vor allem der klaren Identifizierung der THS-produzierenden Zellen in der Hypophyse. Zunächst wurde der Behandlungseffekt von Thioharnstoff geprüft. Als Kontrollversuche dienten Experimente mit hochgereinigtem TSH, mit Thyroxin und schließlich die Kombinationsbehandlung mit Thyroxin und Thioharnstoff.

Thyroxin und TSH wurden in wäßriger Lösung in die Rückenmuskulatur der Versuchstiere injiziert. Der Grad der durch die Behandlung erzielten Schilddrüsenhemmung bzw. -stimulierung wurde durch Messung der Höhe der Schilddrüsenfollikelzellen im mikroskopischen Präparat mit Hilfe eines Objektmikrometers ermittelt.

Zur Auswertung wurden je Versuchsgruppe bei 3 Tieren alle auf den Serienschnitten sichtbaren Follikel herangezogen, wobei allerdings nur solche Follikel berücksichtigt wurden, die im Schnitt derart getroffen waren, daß ihre Wandzellen ringsum die gleiche Höhe hatten. Durch dieses Vorgehen wurde eine Verfälschung der Meßwerte durch schräge Anschnitte weitgehend ausgeschlossen. Die Zahlenwerte ergeben sich aus der Bestimmung der Zellhöhe von mindestens 100 Follikeln je Tier.

Die Auswirkung der experimentellen Eingriffe auf die Hypophyse wurde bei der quantitativen Auswertung durch planimetrische Messung der Kernschnittflächen derjenigen Zellen bestimmt, die eindeutig auf die Behandlung mit Thyreostatica ansprachen (= Thyroidektomiezellen). Da die Kerne dieser Zellen nach längerer Behandlungsdauer sehr unregelmäßige Formen annahmen, wurde auf eine Volumenbestimmung verzichtet und statt dessen die relative Größenveränderung der Kernschnittflächen miteinander verglichen. Das Meßverfahren wurde auf S. 34 am Beispiel der gonadotropen Zellen beschrieben.

a) *Behandlung mit Thioharnstoff*

Injektionsexperimente. Bei früheren Autoren wurden für Fische zwei verschiedene Applikationsmethoden für Thioharnstoff beschrieben: die Injektion wäßriger Lösungen und die Immersion in Thioharnstofflösung. Ein Vergleich der Ergebnisse der Injektions- und Immersionsexperimente ergab eindeutige Vorteile der Immersionsmethode. Die tägliche Injektion führt nämlich bei den relativ kleinen Tieren (12 cm Körperlänge) zu großen, entzündeten und zu Pilzbefall neigenden Wunden. Langfristige Experimente werden durch diese Komplikation sehr erschwert; die Sterblichkeit erreichte bei 20tägiger Behandlung bereits 10%.

Hinzu kommt, daß die quantitative Auswertung der Wirkung der Thioharnstoffinjektion auf die Schilddrüse und die Hypophyse bedeutend größere individuelle Schwankungen zwischen den Tieren einer Versuchsgruppe ergibt, als bei der im Anschluß zu beschreibenden Immersionsmethode. Möglicherweise führt der Streß der täglichen Injektionen zu Störungen. Deshalb wurde in der vorliegenden Arbeit die Immersionsmethode bevorzugt.

Immersionsexperimente. Die Versuchstiere befanden sich während der Experimente in einer täglich gewechselten 0,04%igen Lösung von Thioharnstoff. Auffällige toxische Effekte wurden bei dieser Konzentration auch in den langfristigen Versuchen nicht beobachtet. Die Versuchstiere nahmen im Vergleich zu den nicht mit Thioharnstoff behandelten Kontrollen während der gesamten Versuchszeit nur etwa die Hälfte an Nahrung an. Etwa vom 10. Versuchstag an waren alle Versuchstiere etwas dunkler gefärbt als die Kontrollen. Die Regenerationsfähigkeit des zur Markierung beschnittenen weichstrahligen Teils der Rückenflosse war bei den Versuchstieren sehr stark reduziert. Bei den in Thioharnstoff schwimmenden Fischen war dieser Teil der Dorsalen nach 70 Tagen um 2—3 mm nachgewachsen, während bei den unbehandelten Kontrolltieren der kupierte Teil (ca. 7—10 mm) nach etwa 35 Tagen voll regeneriert war.

Nach 5, 10, 20, 50, 70 bzw. 90 Tagen wurden je drei Tiere und je zwei Kontrolltiere fixiert; die Schilddrüsen und das Hypothalamus-Hypophysensystem wurden histologisch untersucht und vermessen.

α) Wirkung auf die Schilddrüse

Kontrolltiere. Ein Teil der Schilddrüsenfollikel hat extrem flache Epithelzellen (0,5 μm und weniger). Die Epithelzellkerne sind abgeflacht und nehmen in ihrer größeren Achse eine tangentiale Lage zum Follikel ein. Die Zellen zeigen keine Anzeichen einer sekretorischen Aktivität. Der Follikel ist ganz mit Kolloid angefüllt. Nur bei einer geringen Anzahl dieser Follikel werden Resorptionsvakuolen im Kolloid beobachtet (Speicherfollikel). Bei der Mehrzahl der Follikel ist die Epithelzellhöhe etwas größer (zwischen 0,5 und 2,5 μm); die Zellkerne sind spindelförmig-eiförmig und liegen ebenfalls mit ihrer größeren Achse tangential zum Follikel. Auch diese Follikel befinden sich im Speicherstadium (vgl. Abb. 30).

Etwa ein Zehntel aller Follikel bietet mit einer Epithelhöhe zwischen 2,5 und 6,5 μm und ± kugelförmigen Epithelzellkernen das Bild eines sekretorisch tätigen Schilddrüsenfollikels.

Das histologische Bild der Schilddrüsenfollikel der Kontrollen erfährt während der gesamten Versuchsdauer keine auffallenden Veränderungen (Abb. 32). Das Häufigkeitspolygon der Epithelzellhöhen der Kontrollen in Abb. 29 (A) ist aus den Werten aller Kontrollgruppen für 5—90tägige Thioharnstoffbehandlung ermittelt. Die hier gegebene Beschreibung der Schilddrüse gilt deshalb für alle Kontrollgruppen des Thioharnstoffexperiments.

Versuchstiere. Nach 5tägiger Behandlung mit Thioharnstoff ist das histologische Bild der Schilddrüse bereits auffallend verändert. Ein extrem flaches Epithel findet sich nur noch bei etwa 2% aller Follikel. Die Epithelzellen der übrigen Follikel sind höher als 0,5 μm; sie haben deutlich hervortretende, eiförmige Kerne. Die größte beobachtete Zellhöhe beträgt 7,5 μm (Abb. 29B). Am Kolloid werden keine Veränderungen der Form und der Färbung beobachtet.

Nach 10tägiger Versuchsdauer sind die Epithelzellen aller Follikel stark herangewachsen (Abb. 29C). Sie sind bei einer großen Zahl der beobachteten Follikel bereits höher als breit. Das Volumen des von den Follikelzellen eingeschlossenen Kolloids hat im Vergleich zu den Kontrollen stark abgenommen.

Die Hypertrophie der Epithelzellen ist *nach 20 Behandlungstagen* weiter fortgeschritten (Abb. 29D). Darüber hinaus wird aber bei der überwiegenden Mehrzahl der Follikelzellen eine qualitative Veränderung beobachtet, die bei kürzerer Behandlungsdauer und in ganz wenigen Fällen auch bei Kontrollen nur vereinzelt auftreten. In dem zum Follikelzentrum hin gerichteten Zellteil wird nämlich eine große Vakuole ausgebildet, die mit eosinophilem Kolloid angefüllt ist, das offensichtlich nicht mehr in den zentralen Follikelraum ausgeschieden wird. Die Epithelzellkerne kommen hierdurch an die Peripherie des Follikels zu liegen. Auch bei vereinzelt liegenden, also nicht zu Follikeln zusammengeschlossenen Schilddrüsenzellen werden diese kolloidgefüllten Vakuolen ausgebildet.

Nach 50tägiger Behandlung mit Thioharnstoff hat die Zellhöhe nur geringfügig zugenommen (Abb. 29E). Viele Follikel sind kolloidfrei oder haben nur noch

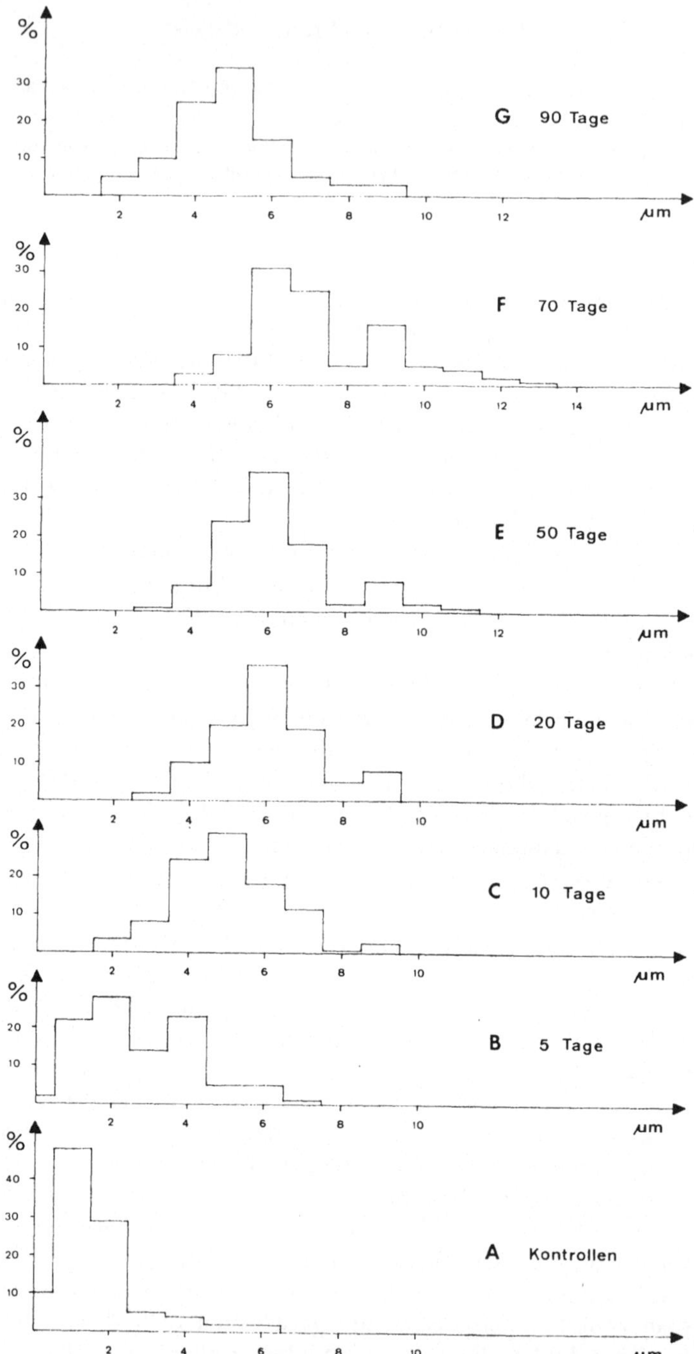

Abb. 29 A—G. Epithelhöhe der Schilddrüsenfollikel nach Thioharnstoffbehandlung. A) Unbehandelte Kontrollen ($M = 1{,}65$ μm; $s = \pm 1{,}17$ μm). B) 5 Tage Thioharnstoff-Behandlung ($M = 2{,}77$ μm; $s = \pm 1{,}53$ μm). C) 10 Tage Thioharnstoff-Behandlung ($M = 5{,}02$ μm; $s = \pm 1{,}37$ μm). D) 20 Tage Thioharnstoff-Behandlung ($M = 6{,}07$ μm; $s = \pm 1{,}38$ μm). E) 50 Tage Thioharnstoff-Behandlung ($M = 6{,}18$ μm; $s = \pm 1{,}46$ μm). F) 70 Tage Thioharnstoff-Behandlung ($M = 7{,}28$ μm; $s = \pm 1{,}84$ μm). G) 90 Tage Thioharnstoff-Behandlung ($M = 4{,}86$ μm; $s = \pm 1{,}47$ μm)

geringe, nicht mehr mit Chromotrop anfärbbare Kolloidreste. Die bereits nach einer Behandlungsdauer von 20 Tagen angedeutete Hyperplasie der Follikel ist sehr deutlich geworden.

Hypertrophie und Hyperplasie der Follikel sind *nach 70 Behandlungstagen* weiter fortgeschritten. Der Mittelwert der Epithelzellhöhen erreicht sein Maximum (Abb. 29F). Die Abb. 30 und 31 zeigen die fortgeschrittene Hypertrophie der Follikelzellen.

Nach 90tägiger Versuchsdauer ist die Epithelzellhöhe gegenüber dem vorhergehenden Fixierungstermin deutlich zurückgegangen (Abb. 29G). Die kolloidgefüllten Vakuolen der Follikelzellen sind geschrumpft. Das Ausmaß der Hyperplasie erscheint gegenüber den Ergebnissen der 70tägigen Thioharnstoffbehandlung nicht verändert.

Betrachtet man lediglich die Epithelzellhöhe, so läßt sich die Schilddrüse nach 90 Behandlungstagen kaum von der nach 10 Behandlungstagen unterscheiden (vgl. Abb. 29C und G). Hingegen zeigen sich markante Unterschiede in der Vakuolisierung der Epithelzellen und der Follikelhyperplasie.

Abb. 32 faßt die Wirkung der Thioharnstoffbehandlung auf die Epithelzellhöhe zusammen. Das Schaubild stellt das arithmetische Mittel der Epithelzellhöhe als Funktion der Behandlungsdauer dar.

Die Epithelzellhöhe bei den unbehandelten Kontrollen zeigt leichte, aber statistisch nicht signifikante Schwankungen; sie kann als konstant für die Gesamtdauer des Experimentes angesehen werden. Bei den mit Thioharnstoff behandelten Tieren ist die Stimulation der Schilddrüsenzellen bereits nach 5 Behandlungstagen zu beobachten. Die Hypertrophie der Follikelepithelzellen wird mit zunehmender Behandlungsdauer immer ausgeprägter, bis nach 70 Tagen eine maximale mittlere Epithelhöhe von 7,28 μm erreicht ist. Nach 20 weiteren Behandlungstagen ist die Hypertrophie plötzlich zum Stillstand gekommen, die Epithelzellhöhe ist auf einen Mittelwert von 4,85 μm gefallen. Für diese Beobachtungen bieten sich zwei Erklärungsmöglichkeiten an:

1. die Ansprechbarkeit der Follikelzellen auf eine dauernde starke Stimulation durch einen unverändert hohen TSH-Spiegel im Blut ist nach mehr als 70 Tagen erschöpft, oder

2. die Stimulation durch die Hypophyse läßt nach, da die schilddrüsenstimulierenden Zellen nach mehr als 70 Tagen Hyperaktivität, zumindest vorübergehend, erschöpft sind.

Hinweise für die Richtigkeit einer der beiden Erklärungsmöglichkeiten sind aus dem Studium der Wirkungen der Thioharnstoffbehandlung auf die Hypophyse zu erwarten.

β) Wirkung auf die Hypophyse

Auffallende Veränderungen im Anschluß an die Thioharnstoffbehandlung werden nur an den basophilen delta-Zellen der rostralen pars distalis der Adenohypophyse hervorgerufen. Bei den unbehandelten Kontrollen können an diesem Zelltyp während der gesamten Behandlungsdauer keine wesentlichen Veränderungen beobachtet werden.

Da die Zellkerne nach Thioharnstoffbehandlung hypertrophierten und häufig von unregelmäßiger Gestalt waren, wurde einer Volumenberechnung die quan-

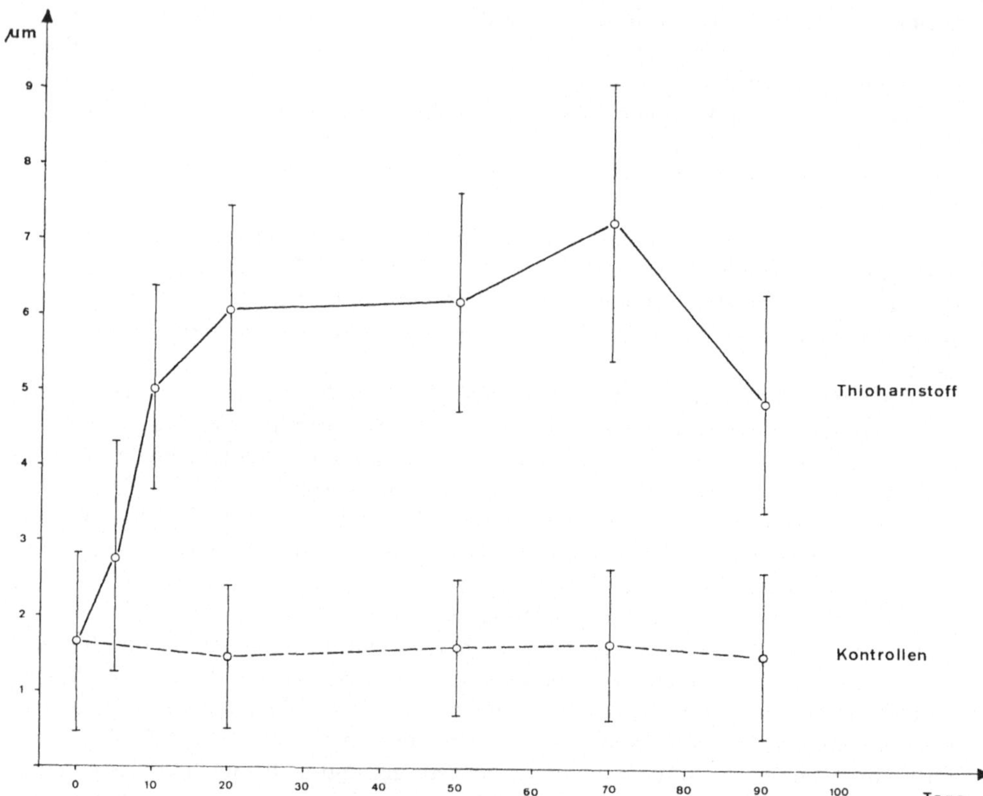

Abb. 32. Mittelwerte der Epithelzellhöhe der Schilddrüsenfollikel im Verlauf der langfristigen Behandlung mit Thioharnstoff

titative Beschreibung durch Angabe der Größe der Kernschnittfläche vorgezogen (Abb. 33).

Kontrolltiere. In den Hypophysen dieser Fische nähert sich das Häufigkeitspolygon einer Normalverteilung an (Abb. 33 A). Deshalb bleibt im Unterschied zu den Ergebnissen bei den einzelnen Versuchsgruppen mit mehreren Häufigkeitsmaxima (vgl. insbesondere Abb. 33 E—G) die Streuung um den errechneten Mittelwert gering.

Behandlungsdauer: 5 Tage. Die delta-Zellen sind kaum wesentlich verändert. Die feine, PAS-positive Granulation des Cytoplasmas ist noch erhalten; als

Abb. 33 A—G. Kerngrößen der delta-Zellen in der Hypophyse von *Lepomis cyanellus* im Verlauf der Behandlung mit Thioharnstoff. A) Unbehandelte Kontrollen ($M = 15{,}5\ \mu m^2$; $s = \pm 4{,}5\ \mu m^2$). B) 5 Tage Thioharnstoff-Behandlung ($M = 15{,}1\ \mu m^2$; $s = \pm 3{,}8\ \mu m^2$). C 10 Tage Thioharnstoff -Behandlung ($M = 20{,}6\ \mu m^2$; $s = \pm 6{,}1\ \mu m^2$). D) 20 Tage Thioharnstoff-Behandlung ($M = 26{,}9\ \mu m^2$; $s = \pm 4{,}8\ \mu m^2$). E) 50 Tage Thioharnstoff-Behandlung ($M = 39{,}8\ \mu m^2$; $s = \pm 11{,}4\ \mu m^2$). F) 70 Tage Thioharnstoff-Behandlung ($M = 47{,}9\ \mu m^2$; $s = \pm 20{,}9\ \mu m^2$). G) 90 Tage Thioharnstoff-Behandlung ($M = 40{,}4\ \mu m^2$; $s = \pm 12{,}8\ \mu m^2$)

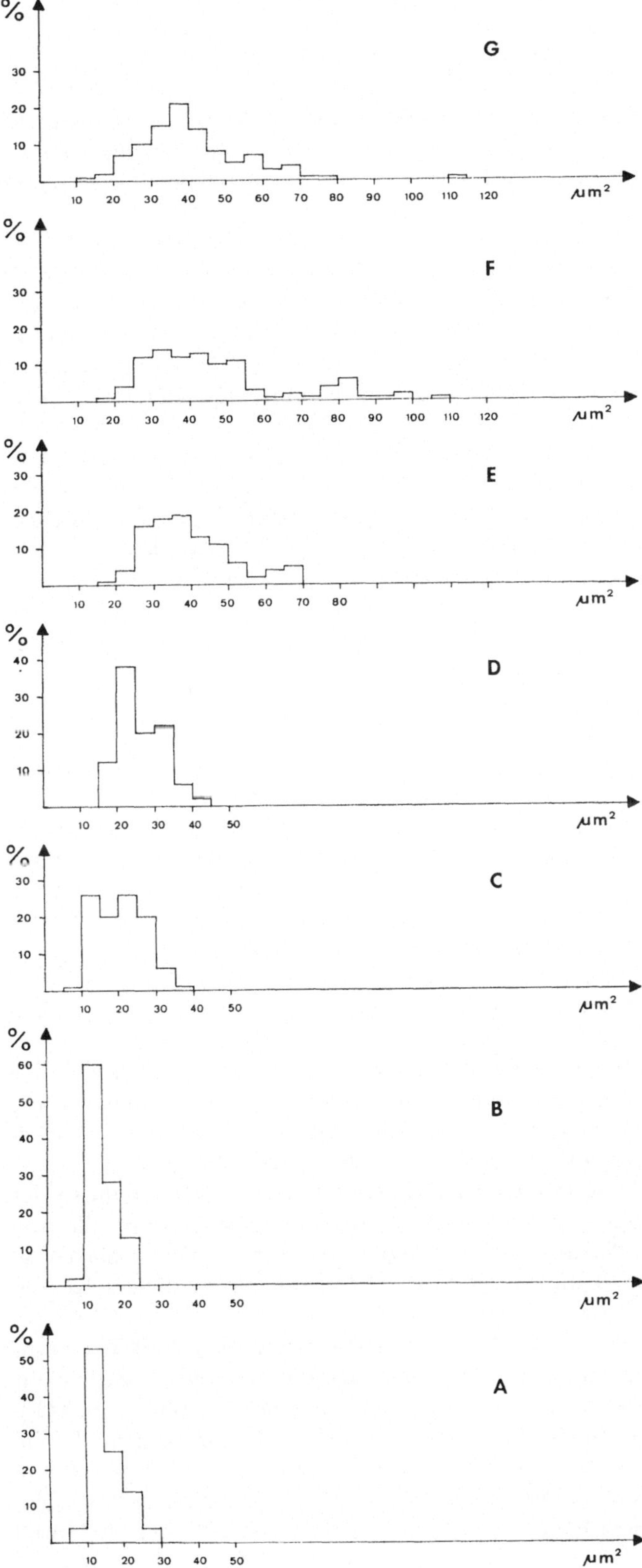
G
%
30
20
10
10 20 30 40 50 60 70 80 90 100 110 120
μm²
F
%
30
20
10
10 20 30 40 50 60 70 80 90 100 110 120
μm²
E
%
30
20
10
10 20 30 40 50 60 70 80
μm²
D
%
40
30
20
10
10 20 30 40 50
μm²
C
%
30
20
10
10 20 30 40 50
μm²
B
%
60
50
40
30
20
10
10 20 30 40 50
μm²
A
%
50
40
30
20
10
10 20 30 40 50
μm²

einziger Unterschied gegenüber den Kontrollen wird eine leichte, aber deutliche Hypertrophie des Cytoplasmas der delta-Zellen beobachtet. Die Verringerung des Mittelwertes der Schnittflächen der Kerne ist aber statistisch nicht signifikant (Abb. 33B).

Behandlungsdauer: 10 Tage. Während bei einem von drei untersuchten Tieren die delta-Zellen denen nach 5tägiger Thioharnstoffbehandlung gleichen, haben sie sich bei 2 Tieren stark verändert. Die beginnende Hypertrophie erstreckt sich auf Cytoplasma und Kern (Abb. 33C). Die Nucleoli sind in allen Kernen der delta-Zellen vergrößert und treten deutlich hervor. Die Basophilie des Cytoplasmas ist fast geschwunden, die Dichte der PAS-positiven Granula hat sehr stark abgenommen.

Behandlungsdauer: 20 Tage. Die Hypertrophie und Degranulation der delta-Zellen sind weiter fortgeschritten. Die PAS-Methode ist für die Darstellung des Restes der basophilen Granula am besten geeignet; im kombinierten AB/PAS-Präparat können sie nicht mehr mit Sicherheit nachgewiesen werden.

Erstmals sind neben rein quantitativen Veränderungen (Abb. 33D) auch qualitative Kernveränderungen zu beobachten. Bei 4 von 1280 untersuchten hypertrophierten Kernen der delta-Zellen wurden im Kernraum leicht basophile Einschlußkörper festgestellt; das entspricht einer Häufigkeit dieser Einschlüsse von ca. 3 ‰ (vgl. S. 49ff. und Tabelle 2).

Behandlungsdauer: 50 Tage. Die delta-Zellen erscheinen völlig degranuliert; sie haben stark an Größe zugenommen, so daß das von ihnen in vergleichbaren Hypophysen-Längsschnitten eingenommene Areal im Verhältnis zu den Kontrollen etwa die 5—7fache Fläche einnimmt. Eine starke Zellvermehrung scheint nicht stattzufinden; im Bereich der delta-Zellen konnten nur sehr vereinzelt Mitosestadien beobachtet werden. Die hypertrophierten delta-Zellen bleiben wie bei den Kontrollen stets in engem Kontakt zu ventralen Ausläufern der Neurohypophyse, die immer gut mit Blutgefäßen versorgt sind.

Die Zunahme der Kernhypertrophie ist sehr deutlich (Abb. 33E). Bei 10% aller Kerne der hypertrophierten delta-Zellen erreichen die Schnittflächen Extremwerte von 60—70 μm^2.

Kerneinschlußkörper finden sich nun bei 5% aller delta-Zellkerne. Eine nähere Untersuchung hat gezeigt, daß die Kerneinschlüsse eine Entwicklung durchlaufen, die sich nach morphologischen Gesichtspunkten in drei verschiedene Phasen (A, B und C) einteilen läßt (vgl. S. 49ff. und Abb. 35).

Während nach 20 Behandlungstagen alle beobachteten Kerneinschlüsse der Stufe A angehörten, verteilen sie sich nach 50 Behandlungstagen auf alle drei Stufen. Von insgesamt 1190 untersuchten Kernen der delta-Zellen gehörten 40 der Stufe A, 16 der Stufe B und 3 der Stufe C an; bei den restlichen Kernen wurden keine Einschlußkörper beobachtet.

Behandlungsdauer: 70 Tage. Nach 70tägiger Behandlungsdauer mit Thioharnstoff hat die Hypertrophie der delta-Zellen ein Maximum erreicht. Zellen mit einem größten Durchmesser von 30 μm werden häufig beobachtet (Abb. 33F). Degranulation und Größenzunahme sind die einzigen Veränderungen, die im Bereich des Cytoplasmas beobachtet werden; die bei Säugern unter den entsprechenden Verhältnissen des langfristigen Thyroxin-Mangels beobachtete Vakuolenbildung im Cytoplasma findet bei *Lepomis cyanellus* nicht statt. Da sich ein Drittel

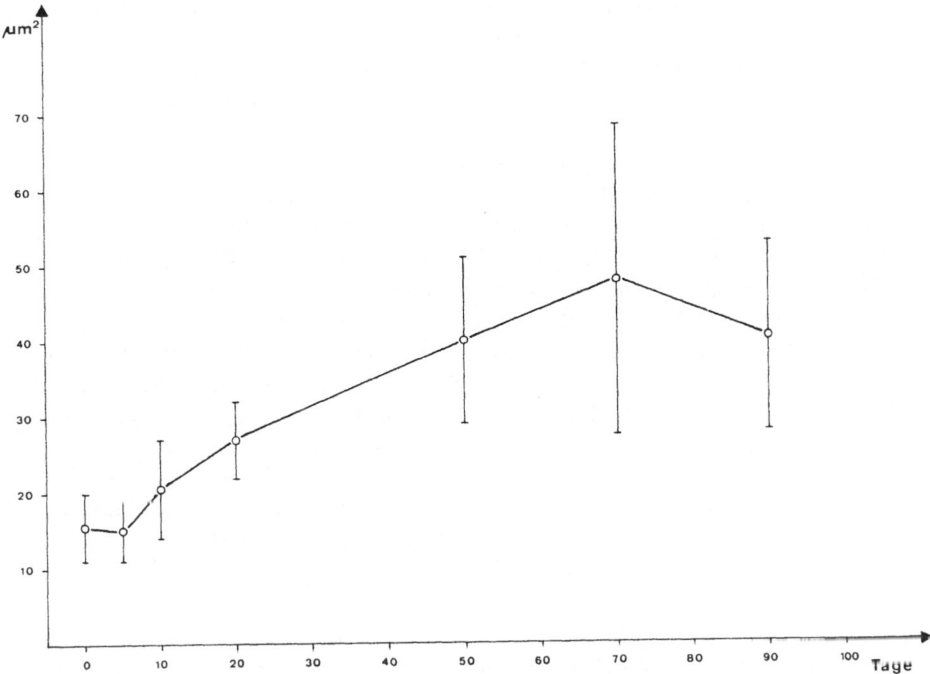

Abb. 34. Kerngrößen der delta-Zellen von *Lepomis cyanellus* im Verlauf der langfristigen Behandlung mit Thioharnstoff

der Schnittflächen auf die Größenklassen zwischen 50 μm^2 und 110 μm^2 verteilt, ergibt sich der große Streuungswert $S = 20{,}5\ \mu m^2$. Weit über die Hälfte aller Kerne der delta-Zellen weist tiefe Einbuchtungen der Kernmembran auf, nicht selten sind ganze Teile der Membran in ein System engstehender langer Zotten aufgelöst.

Die Häufigkeit der Einschlußkörper aller drei Stadien hat zugenommen. Auf insgesamt 1170 untersuchte Kerne entfallen 72 mit Einschlußkörpern der Stufe A, 44 der Stufe B und 8 der Stufe C; d.h. über 10% der Kerne sind mit Einschlußkörpern versehen (vgl. Tabelle 2).

Behandlungsdauer: 90 Tage. Ein Vergleich des histologischen Bildes mit dem des vorhergehenden Fixierungstermins zeigt keine wesentlichen Veränderungen mehr. Die mittlere Kerngröße ist fast wieder auf den Wert, der nach 50tägiger Behandlung gefunden wurde, abgesunken (Abb. 33G). Die maximale Stimulation der Kerne der delta-Zellen scheint also bei einer ca. 70tägigen Behandlung mit Thioharnstoff erreicht zu sein. Die Häufigkeit der Kerneinschlußkörper ist mit ca. 10% aller delta-Zellkerne konstant geblieben.

Abb. 34 zeigt zusammenfassend die Kerngröße der delta-Zellen als Funktion der Behandlungsdauer mit Thioharnstoff.

γ) Kerneinschlußkörper der delta-Zellen im Verlauf der Thioharnstoffbehandlug

Nach Thioharnstoffbehandlung sind in den Hypophysenpräparaten Einschlußkörper in den Kernen der delta-Zellen zu finden. Die Häufigkeit ihres Vorkommens ist mit der Behandlungsdauer korreliert (Tabelle 3). Diese Einschlußkörper entstehen nicht als *de-novo*-Strukturen innerhalb des Kernes, sondern gehen wahrscheinlich aus cytoplasmatischen Invaginationen hervor, die in den Kernraum hineinragen. Kernbilder mit solchen Invaginationen, deren Form entweder weit ausgebuchtet oder dünn und fingerförmig — mit allen Zwischenformen — sein kann, treten nach 20 Behandlungstagen erstmals mit größerer Häufigkeit auf. Solange der Kontakt des Inhaltes der Einstülpungen zum Cytoplasma ungestört ist, gleichen seine färberischen Eigenschaften voll denen des Cytoplasmas. In fast allen Fällen, in denen die Farbreaktion des Inhaltes einer Einstülpung von der des den Kern umgebenden Cytoplasmas abweicht, scheint der Inhalt im lichtmikroskopischen Bild gegen den cytoplasmatischen Raum durch eine feine Membran abgetrennt zu sein. Von diesem Moment an wird die Einstülpung als „Kerneinschluß" bezeichnet (Abb. 35). Der Einschluß wandert dann im allgemeinen zum Zentrum des Kernes hin und gerät in engen Kontakt mit dem hypertrophierten Nucleolus. Zu diesem Zeitpunkt sieht das eingeschlossene Material im histologischen Bild mehr oder weniger homogen aus. Die auf die bisher beschriebene Entwicklung folgenden drastischen morphologischen und färberischen Veränderungen in den Einschlüssen legen es nahe, deren Gesamtentwicklung in drei Stufen einzuteilen. Die oben beschriebene Stufe A ist ausgezeichnet durch eine homogene Grundsubstanz ohne PAS-positive Granula. Die hierauf folgende Stufe B gliedert sich in drei Unterstufen (vgl. Abb. 35): In den Kerneinschlüssen der Stufe B_1 treten bei unveränderter Farbreaktion der Grundsubstanz feine Granula mit besonderer Färbbarkeit auf. Sehr intensiv ist die Reaktion der Granula mit Schiffschem Reagens nach vorhergehender Oxidation mit Perjodsäure und mit Alcianblau nach Oxidation mit saurer Kaliumpermanganatlösung.

Nach einer groben Schätzung wachsen bei etwa zwei Dritteln der Kerne mit Einschlußkörpern diese Granula bei im wesentlichen unveränderter Farbreaktion der Grundsubstanz stark heran und bedingen ein sehr grobkörniges Aussehen des Einschlußkörpers. Kerne dieser Art werden der Stufe B_2 zugerechnet.

Bei Stufe B_3 schließlich ist die Färbbarkeit der Grundsubstanz mit den angewendeten Färbemethoden völlig verlorengegangen. Der Einschlußkörper ist im Vergleich zur Kerngröße extrem groß geworden, so daß das eigentliche Kernmaterial auf eine dünne Randzone zusammengepreßt wird, die dann etwa die Dicke des immer noch stark hypertrophierten Nucleolus erreicht. Etwa die Hälfte der Kerne in Stufe B_3 — d.h. ca. ein Drittel aller Kerne mit Einschluß — geht anschließend direkt in Stufe C über, indem das um den Einschluß gespannte Kernmaterial an einer Stelle aufreißt und sich allmählich vom Einschlußkörper zurückzieht, wobei die alte, mehr oder weniger eiförmige Kerngestalt wiedererlangt wird. Der ehemalige Einschluß verbleibt als kernnahe, große Vakuole in der Zelle. Ein allerletztes Stadium dieser Entwicklung, bei dem die PAS-positiven Granula aus der Vakuole in das Cytoplasma übergetreten sind, war in geringer Anzahl lediglich nach der 70- und 90tägigen Thioharnstoffbehandlung zu finden. Die Bilder entsprechen den in der Literatur beschriebenen „Siegelringzellen", die als Folge von Thyroxinmangel auftreten (Purves, 1961).

Etwa ein weiteres Drittel der Kerne in Stufe B_3 geht durch Zusammenballung der Granula zu einem einzigen meist zentral gelegenen PAS-positiven Granum

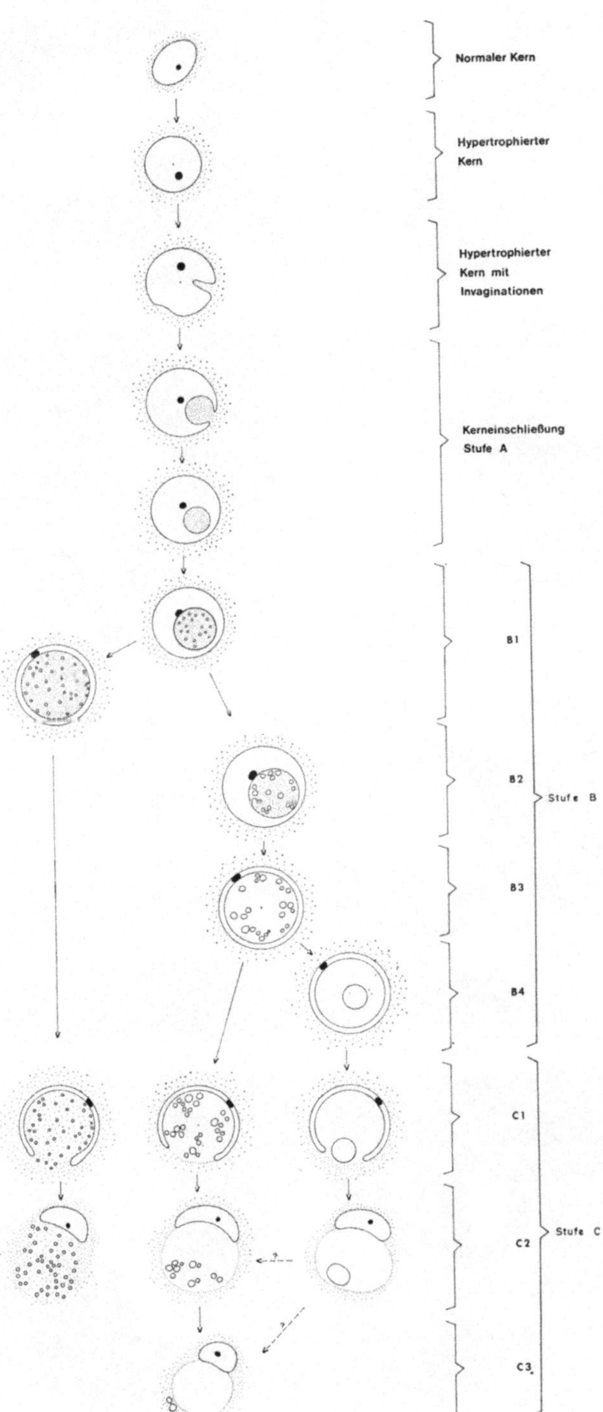

Abb. 35. Entwicklung von Kerneinschlußkörpern in delta-Zellen bei Thioharnstoff-Behandlung (Erläuterungen im Text)

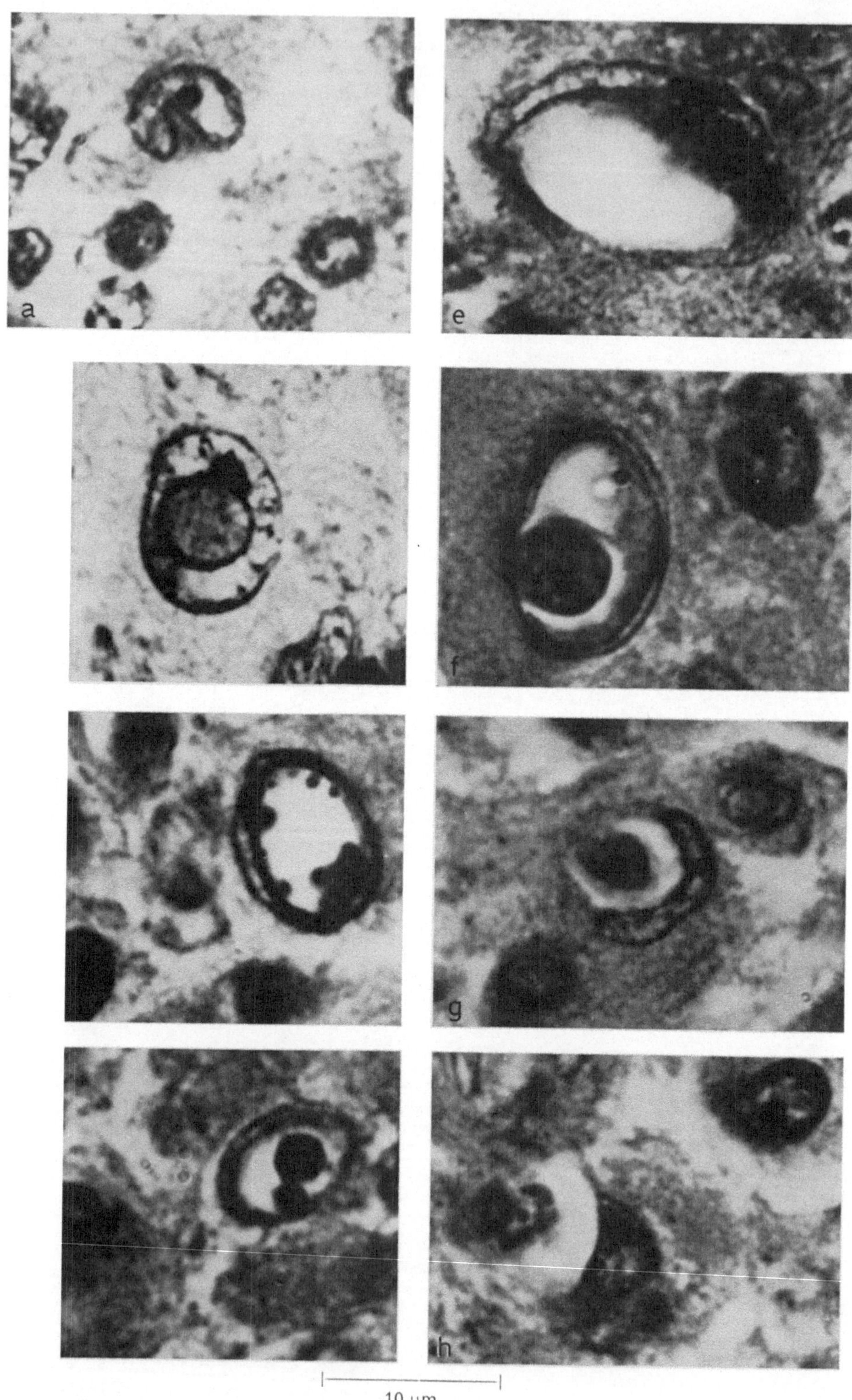

Abb. 36a—i

in die Stufe B_4 über. Auch diese Kerne erreichen dann die Stufe C, in der analog zu den oben beschriebenen Vorgängen die ursprüngliche Kernform wiedererlangt wird. Die gestrichelten Pfeile an dieser Stelle des Schemas geben mögliche Wege der weiteren Entwicklung zur endgültigen Form der Siegelringzelle; eine Beobachtung klarer Zwischenformen liegt in diesem Fall allerdings nicht vor.

Das restliche Drittel der Kerne mit Einschluß erreicht die Stufe C von der Stufe B_1 aus. Die Einschlüsse wachsen unter Beibehaltung des der Stufe B_1 entsprechenden morphologischen Bildes so stark heran, daß — wie in Stufe B_3 — das eigentliche Kernmaterial auf eine dünne Randzone gedrängt wird. Die Wiederherstellung der normalen Kernform beginnt ohne vorherige Veränderung der Färbbarkeit der Grundsubstanz und ohne Wachstum der PAS-positiven Granula. Dieser Weg der Entwicklung der Kerneinschlüsse führt nicht zur Bildung einer großen Vakuole und somit auch nicht zur Ausbildung typischer „Siegelringzellen". Die PAS-positiven Granula verbleiben im Cytoplasma in Kernnähe und entsprechen dem Bild der in der Literatur ebenfalls als charakteristischen Reaktion auf Thyroxinmangel beschriebenen „T-Granula" (Purves, 1961).

Zusammengefaßt ergeben sich also die folgenden Hauptcharakteristica für die verschiedenen Differenzierungsstufen:

Stufe A: Kerneinschlüsse ohne PAS-positive Granula
Stufe B: Ausbildung von PAS-positiven Granula im Kerneinschluß
Stufe C: Rekonstruktion der normalen Kernform unter Ausstoßung des Kerneinschlusses mitsamt dem PAS-positiven Material.

Abb. 36 zeigt einige Kerne mit Einschlußkörpern in verschiedenen Differenzierungsstufen.

Im Anschluß an das Thioharnstoffexperiment wurden zu Vergleichszwecken drei weitere Versuchsreihen durchgeführt: eine Behandlung mit Thyroxin, ein Kombinationsexperiment mit Thyroxin + Thioharnstoff und schließlich ein Experiment mit thyreotropem Hormon. Gemeinsam mit diesen drei Versuchsreihen lief ein Kontrollexperiment ohne besondere Behandlung.

b) Behandlung mit Thyroxin

Der Mangel an Schilddrüsenhormon durch Behandlung mit Thioharnstoff führte über einen Rückkopplungs-Mechanismus zur Stimulation der delta-Zellen der Hypophyse und zu einer parallel verlaufenden starken Hypertrophie des Follikelepithels der Schilddrüse. Greift man in anderer Richtung, nämlich durch

Abb. 36a—h. Thyreotrope delta-Zellen in der Adenohypophyse von *Lepomis cyanellus* nach verschieden langer Behandlungsdauer mit Thioharnstoff. PAS-Orange G-Färbung. a) Hypertrophierter Kern mit tiefer Kernwandinvagination. 30 Tage Behandlung mit Thioharnstoff. b) Kerneinschluß Stufe B1; 47 Tage Behandlung mit Thioharnstoff. Der stark hypertrophierte Nucleolus befindet sich in engem Kontakt zur Wand der Inclusion. c) Kerneinschluß Stufe B3; 77 Tage Behandlung mit Thioharnstoff. d) Kerneinschluß Stufe B4; 77 Tage Behandlung mit Thioharnstoff. e) Kerneinschluß Stufe C1; (vgl. Abb. 35, Mitte). f) Kerneinschluß Stufe C1 (vgl. Abb. 35, rechts). Der kleine, im Bild links liegende Kern befindet sich in der späten Stufe A. g) Kerneinschluß frühe Stufe C2 (vgl. Abb. 35, rechts), h) Kerneinschluß späte Stufe C2 (vgl. Abb. 35, Mitte)

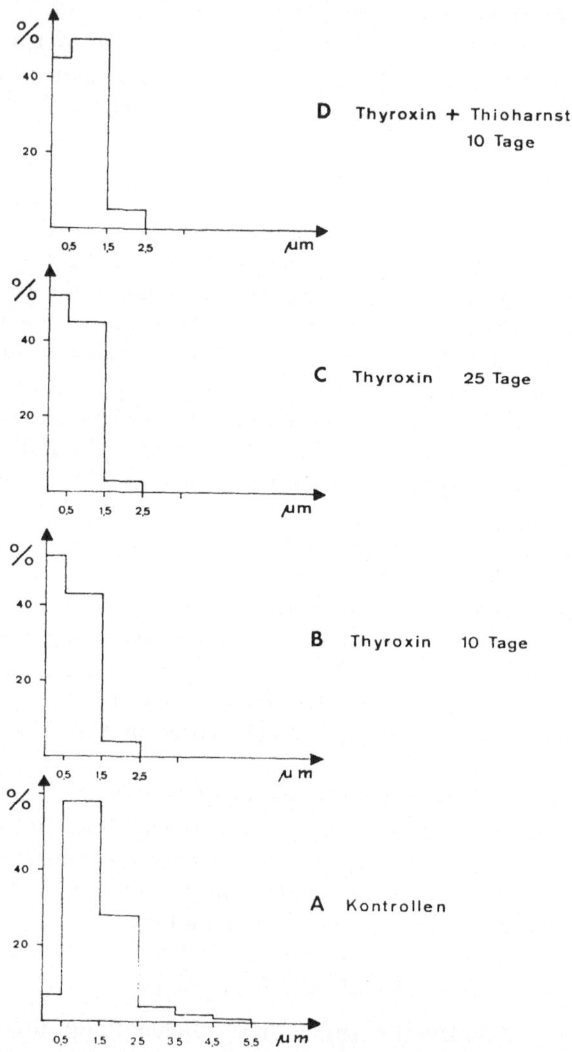

Abb. 37 A—D. Epithelhöhe der Schilddrüsenfollikel unter verschiedenen experimentellen Bedingungen. A) Kontrollen ($M = 1{,}43$ μm; $s = \pm 0{,}82$ μm). B) 10 Tage Thyroxin-Behandlung ($M = 0{,}78$ μm; $s = \pm 0{,}36$ μm). C) 25 Tage Thyroxin-Behandlung ($M = 0{,}77$ μm; $s = \pm 0{,}32$ μm). D) 10 Tage Thioharnstoff + Thyroxin-Behandlung ($M = 0{,}82$ μm; $s = \pm 0{,}34$ μm)

Erhöhung des Thyroxinspiegels, in den feed-back-Mechanismus ein, so ist ebenfalls mit einer Rückwirkung auf dieselben Organsysteme zu rechnen. Bei einem solchen Experiment ist eine Hemmung sowohl der Schilddrüse als auch der thyreotropen Zellen der Hypophyse zu erwarten.

Während einer Gesamtdauer von 25 Tagen wurden insgesamt 8 *Lepomis cyanellus*-Männchen mit einer täglichen Dosis von 5 μg Thyroxin (Thyroxine „Roche" synthétique) je Tier injiziert. Die Temperatur- und Beleuchtungsbedingungen entsprachen genau denen des Thioharnstoffexperiments. Je 4 Tiere wurden nach 10 bzw. 25 Tagen fixiert.

α) Wirkung auf die Schilddrüse

Bei den unbehandelten Kontrollen beträgt der Mittelwert der Epithelhöhen der Schilddrüse $M = 1{,}43$ μm mit einer Streuung $S = \pm 0{,}82$ μm (s. Abb. 37). Im übrigen gilt die Beschreibung des morphologischen Bildes der Kontrollen des Thioharnstoffexperimentes.

Nach 10tägiger Behandlung mit Thyroxin ist die Epithelhöhe der Schilddrüsenfollikel auf $M = 0{,}78$ μm ($S = 0{,}36$ μm) abgesunken. Dieser Wert wird auch bei 25tägiger Behandlung ($M = 0{,}77$ μm, $S = \pm 0{,}32$ μm) nicht unterschritten (Abb. 37B, C). Das histologische Bild der Thyreoidea vermittelt den Eindruck einer völlig inaktiven Drüse. Abb. 39B zeigt die Epithelhöhe der Schilddrüsenfollikel bei Thyroxinbehandlung als Funktion der Zeit.

β) Wirkung auf die Hypophyse

Nach 10tägiger Thyroxinbehandlung sind die Kerne der delta-Zellen deutlich in ihrer Größe reduziert. Das Häufigkeitspolygon der Abb. 38B zeigt, daß die Größenklassen zwischen 20 und 30 μm² Kernschnittfläche im Unterschied zu den Kontrollen überhaupt nicht mehr vertreten sind.

Nach 25 Tagen Behandlungsdauer führen die angewendeten Färbemethoden nicht mehr zu einer klaren Darstellung der delta-Zellen. Da auch die besondere Färbbarkeit der delta-Zellkerne mit der Tetrachrommethode nach Herlant verlorengegangen zu sein scheint, können die delta-Zellen nicht mehr identifiziert werden.

Die Thyroxinbehandlung führt hier also nicht zu dem eventuell zu erwartenden Effekt einer morphologisch nachweisbaren verstärkten Speicherung von thyreotropem Hormon in den delta-Zellen; zumindest erlauben die bisher angewandten Färbemethoden nicht den Nachweis dieses Effektes.

Die beschriebenen Ergebnisse legen vielmehr den Schluß nahe, daß ein erhöhter Thyroxinspiegel bei *Lepomis cyanellus* nicht nur die Sekretion — nachgewiesen durch die verminderte Epithelhöhe der Schilddrüsenfollikel — sondern auch, wahrscheinlich über einen hypothalamischen feed-back-Mechanismus, die Produktion von TSH in der Hypophyse hemmt.

c) Kombinierte Behandlung mit Thioharnstoff und Thyroxin

Die Ergebnisse der Experimente unter Abschn. 2a und 2b veranlaßten die Durchführung dieses Kombinationsexperimentes. Wenn die Senkung der Konzentration des Schilddrüsenhormons durch Thioharnstoff zur Stimulation der thyreotropen Zellen der Hypophyse und damit zu einer Aktivierung der Schilddrüse führt, und die Behandlung intakter Tiere mit Thyroxin eine Hemmung von Hypophyse und Schilddrüse bewirkt, so sollte der Thioharnstoffeffekt durch die gleichzeitige Verabreichung hinreichender Mengen von Thyroxin zumindest teilweise kompensiert werden können. 8 *Lepomis cyanellus*-Männchen wurden insgesamt 25 Tage lang in einer 0,03%igen Lösung von Thioharnstoff gehalten und erhielten eine tägliche Injektion von 5 μg Thyroxin je Tier. Nach 10 bzw. 25 Tagen wurden je 4 Tiere fixiert.

α) Wirkung auf die Schilddrüse

Im Material beider Fixierungstermine der kombinierten Behandlung bietet die Thyreoidea das gleiche histologische Bild wie nach der Behandlung mit Thyroxin

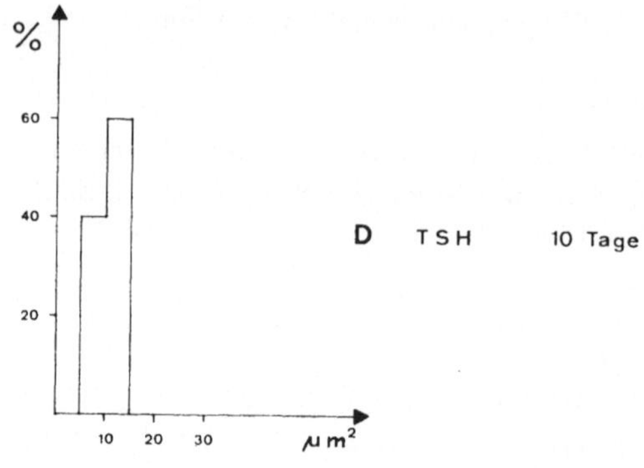

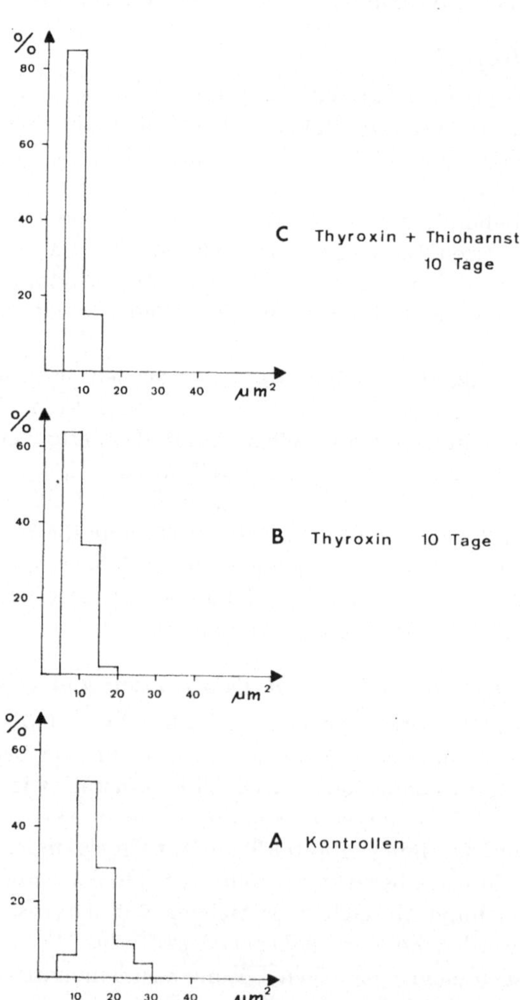

Abb. 38 A—D. Kerngrößen der delta-Zellen unter verschiedenen experimentellen Bedingungen. A) Kontrollen ($M = 15{,}2\ \mu m^2$; $s = \pm 4{,}4\ \mu m^2$). B) 10 Tage Thyroxin-Behandlung (M $9{,}4\ \mu m^2$; $s = \pm 1{,}2\ \mu m^2$). C) 10 Tage Thyroxin + Thioharnstoff-Behandlung ($M = 8{,}3\ \mu m^2$; $s = \pm 0{,}5\ \mu m^2$). D) 10 Tage TSH-Behandlung ($M = 10{,}5\ \mu m^2$; $s = \pm 0{,}7\ \mu m^2$)

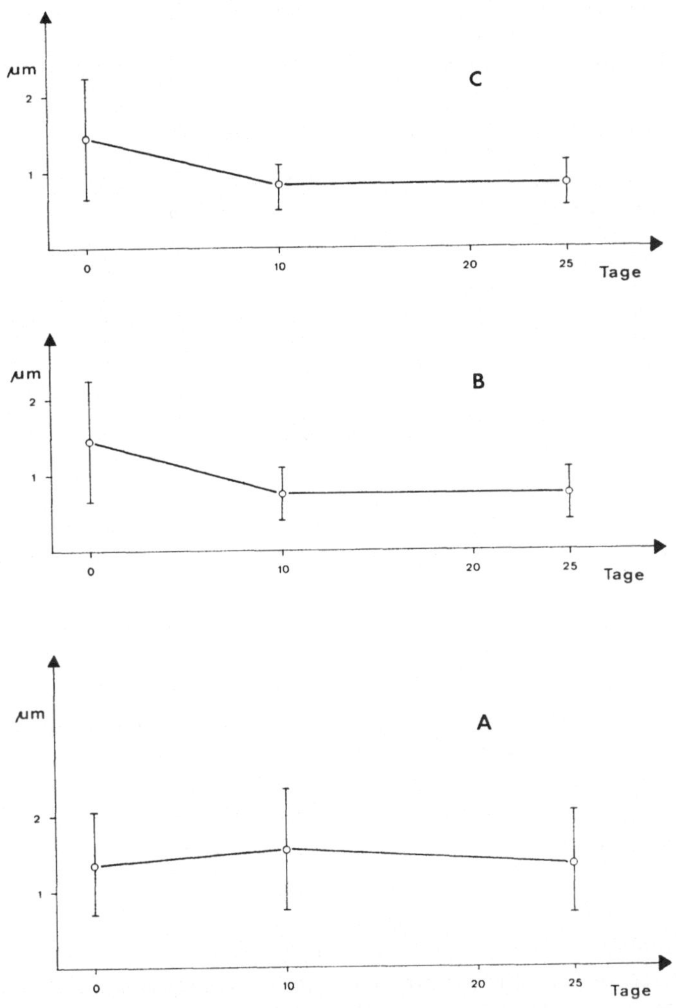

Abb. 39 A—C. Epithelzellhöhe der Schilddrüsenfollikel im Verlauf verschiedener Experimente. A) *Kontrollen*: Die beobachteten Veränderungen sind statistisch nicht signifikant, die Epithelzellhöhe kann also als konstant während des Experiments angesehen werden. B) Behandlung mit Thyroxin. C) Kombinationsbehandlung mit Thyroxin + Thioharnstoff

allein (s. Abb. 37 D). Die Abb. 39 zeigt die Epithelhöhe der Schilddrüsenfollikel als Funktion der Zeit bei Behandlung mit Thyroxin und bei der Kombinationsbehandlung mit Thioharnstoff + Thyroxin.

β) *Wirkung auf die Hypophyse*

Nach 10tägiger Behandlungsdauer ist die mittlere Schnittfläche der Kerne der delta-Zellen im Vergleich zu den Kontrollen auf fast die Hälfte zurückgegangen und hat damit die entsprechende Größenordnung der Zellen nach Behandlung

Tabelle 3. Einschlußkörper in den Kernen der delta-Zellen nach Thioharnstoff-Behandlung. Die 2. Spalte gibt den prozentualen Anteil der Kerne mit Einschlußkörper an der Gesamtzahl der delta-Zellen an. Die 3.—5. Spalte zeigen die prozentuale Verteilung dieser Einschlußkörper auf die drei verschiedenen Entwicklungsstufen

Behandlungsdauer mit Thioharnstoff (in Tagen)	Kerne mit Einschlußkörpern (in %)	Kerneinschlüsse (in %)		
		Stufe A	Stufe B	Stufe C
Kontrollen	0	0	0	0
5	0	0	0	0
10	0	0	0	0
20	0,3	100	0	0
50	5	70	25	5
70	10	59	35	6
90	10	45	48	7

mit Thyroxin allein erreicht (Abb. 38C). Der Cytoplasmasaum der geschnittenen Zellen ist so dünn, daß er sich einer exakten Beschreibung seiner Reaktion gegen Farbstoffe entzieht. Das cytologische Bild deutet auf eine völlige Inaktivierung der Zellen hin.

Nach 25tägiger Behandlungsdauer können die delta-Zellen ebensowenig exakt nachgewiesen werden wie nach der gleichlangen Behandlung mit Thyroxin allein.

Bei gleichzeitiger Behandlung mit Thioharnstoff und Thyroxin wird also die zu erwartende Thioharnstoffwirkung durch einen hinreichend hohen Thyroxinspiegel unterdrückt. Dieses Ergebnis zeigt, daß die Thioharnstoffwirkung auf eine Senkung des Schilddrüsenspiegels zurückzuführen ist und nicht etwa auf eine direkte Wirkung des Thioharnstoffs auf die Hypophyse.

d) Behandlung mit thyreotropem Hormon (TSH)

Da der Thioharnstoffeffekt als Folge einer vermehrten Ausschüttung thyreotropen Hormons interpretiert wird, wurde ein Vergleichsexperiment mit hochgereinigtem Säuger-TSH durchgeführt. Es stand hierfür NIH-TSH-B3-bovine zur Verfügung. 9 *Lepomis cyanellus*-Männchen wurden während eines Zeitraums von insgesamt 35 Tagen mit TSH behandelt. Bis zum 10. Behandlungstag erhielten die Tiere tägliche Injektionen von 200 μg TSH je Tier; vom 11. Behandlungstag an erfolgten die Injektionen der gleichen Menge je Tier nur noch jeden 2. Tag. Nach 5, 10 bzw. 35 Tagen wurden je 3 Tiere fixiert.

α) Wirkung auf die Schilddrüse

Die TSH-Behandlung bewirkt eine außerordentliche starke Stimulation der Schilddrüse. Schon nach 5tägiger Behandlungsdauer ist der Mittelwert der Epithelhöhe erheblich gestiegen (Abb. 40B). Nach 10 Behandlungstagen hat sie weiter zugenommen, während sie nach 35 Behandlungstagen wieder auf den Wert der 5tägigen Behandlungsdauer zurückgegangen ist (Abb. 40C).

Bei der in Abb. 41 gezeigten Abhängigkeit der Epithelhöhe von der Behandlungsdauer mit TSH ist leider eine exakte Interpretation des letzten Meßwertes

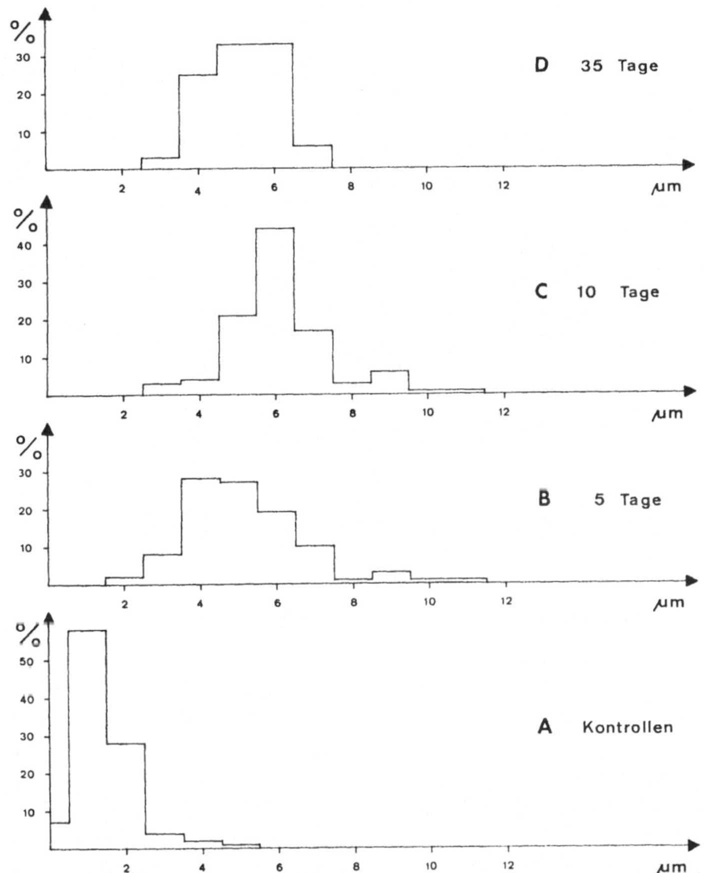

Abb. 40 A—D. Epithelhöhe der Schilddrüsenfollikel bei Behandlung mit Schilddrüsen-stimulierendem Hormon. A) Kontrollen ($M = 1{,}43$ μm; $s = \pm 0{,}82$ μm). B) 5 Tage TSH-Behandlung ($M = 5{,}15$ μm; $s = \pm 1{,}60$ μm) C) 10 Tage TSH-Behandlung ($M = 6{,}12$ μm; $s = \pm 1{,}37$ μm) D) 35 Tage TSH-Behandlung ($M = 5{,}14$ μm; $s = \pm 0{,}97$ μm)

nicht möglich, da der Behandlungsmodus während des Experiments verändert worden war; wegen der sehr starken Entzündung der Injektionsstellen wurden nämlich bei der 35tägigen Behandlung die Injektionen vom 11. Tage an nicht mehr täglich, sondern nur noch jeden 2. Tag durchgeführt. Es ist nicht möglich, die statistisch signifikante Abnahme der Epithelhöhe nach 35 Behandlungstagen als eine Verminderung der Ansprechbarkeit der Schilddrüse auf TSH nach anfänglich starker Stimulation zu deuten, da der eventuelle Einfluß der Änderung der Injektionsfrequenz auf die Epithelhöhe unbekannt ist.

Ein Vergleich der Kurven in Abb. 32 und 41 zeigt, daß die Stimulation der Follikelepithelzellen bei der TSH-Behandlung bedeutend schneller erfolgt als bei der Thioharnstoffbehandlung. Da die Stimulation im zweiten Fall durch eigenes, vermehrt aus der Hypophyse ausgeschüttetes TSH erfolgt, im ersten Fall jedoch durch unphysiologisch hohe Dosen von injiziertem Säuger-TSH, wäre es möglich,

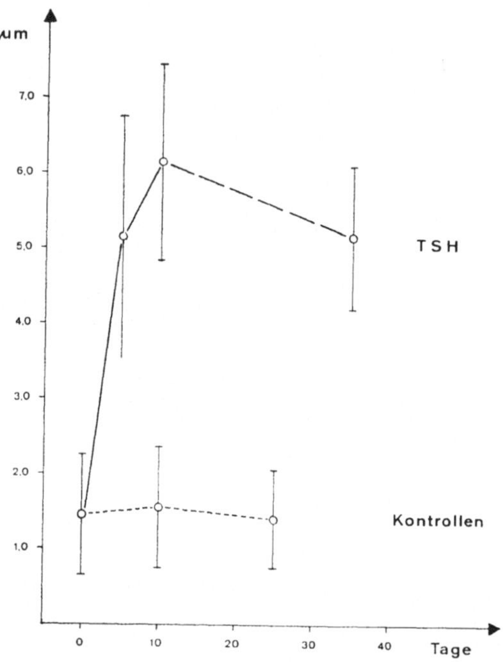

Abb. 41. Epithelhöhe der Schilddrüsenfollikel nach verschieden langer Behandlung mit TSH

die unterschiedlichen Reaktionen in den stark unterschiedlichen Mengen des im Körper kreisenden schilddrüsenstimulierenden Hormons zu suchen; da jedoch der Wirkungsgrad von NIH-TSH-B3-bovine gegenüber dem TSH von *Lepomis cyanellus* unbekannt ist, schließt sich von vornherein eine Diskussion dieser Annahme aus. Viel näher liegt aber die Erklärung der verschiedenen Reaktionsgeschwindigkeiten durch die Tatsache, daß das injizierte TSH sofort wirksam werden kann, während die vermehrte Ausschüttung von TSH aus der Hypophyse nach Thioharnstoffbehandlung erst nach einiger Zeit erfolgen kann, da der Thioharnstoff zwar sofort die Neusynthese von Schilddrüsenhormon hemmt, aber das im Kreislauf befindliche Hormon nicht eliminieren kann.

β) Wirkung auf die Hypophyse

Die Wirkung der 10tägigen TSH-Behandlung auf die Kerne der delta-Zellen ist in Abb. 38D dargestellt. Auch hier wie bei der Behandlung mit Thyroxin sowie Thyroxin + Thioharnstoff ist die Kerngröße zurückgegangen. Eine deutliche Veränderung des Cytoplasmas der delta-Zellen wurde nicht beobachtet.

e) Einfluß der Experimente auf den Hypothalamus

Ein eingehendes qualitatives Studium der Hypothalamuskerne nach den verschiedenen Experimenten ergab keine Hinweise auf klare morphologische Veränderungen der Zellen des NPO oder des NLT. Im Material der Thioharnstoffbehandlung treten zwar vereinzelt in den Zellkernen des NLT besonders große

Einschlußkörper auf, eine eindeutige Zuordnung zur Behandlungsdauer ist jedoch nicht möglich. Wie im Jahrescyclus und wie bei den experimentellen Untersuchungen zur Frage der Beziehungen des Hypothalamus-Hypophysensystems zur Gonade konnten auch in diesem experimentellen Teil keine qualitativen morphologischen Veränderungen im Hypothalamus beobachtet werden.

Die Untersuchung eventueller quantitativer Veränderungen, die aus einer genauen Vermessung der einzelnen Kernteile des Hypothalamus bestehen sollte, muß einer ausschließlich diesem Teilthema gewidmeten Arbeit überlassen bleiben.

Diskussion

1. Struktur und Funktion der basophilen Zellen der pars distalis der Adenohypophyse

Entgegen schematisierendem Lehrbuch-Wissen ist selbst bei den intensiv untersuchten Säugetieren noch immer die Frage kontrovers, ob es zwei stofflich und funktionell klar voneinander unterscheidbare Gonadotropine gibt. In einem kritischen Übersichtsreferat vermitteln Schwartz u. McCormack (1972) eine ausgezeichnete Analyse des Problemstandes mit seinen widersprüchlichen Befunden. Die mangelhafte Übereinstimmung in den Daten verschiedener Autoren läßt sich keineswegs aus unterschiedlichen methodischen Ansätzen hinreichend erklären. Sie liegt viel eher darin begründet, daß biologische Testverfahren für die Wirkungen dieser Hormone und Extraktionsmethoden zu ihrer Gewinnung Interdependenzen zeigen, welche die Gefahr von Zirkelschlüssen nicht zuverlässig ausschalten.

Angesichts dieser Sachlage sollte es nicht überraschen, daß in jenen Wirbeltierklassen, mit denen vergleichsweise sehr viel weniger gearbeitet wurde, die Unsicherheiten zum gleichen Thema wesentlich größer sind. Um so erstaunlicher ist es, wenn in jenen Fällen die tatsächlich existierenden Probleme gar nicht berücksichtigt werden oder bei ihrer Behandlung manche Anzeichen für einen gewissen Rigorismus bei divergierenden Auffassungen zunehmend deutlich werden.

Bei den Fischen, insbesondere bei den Knochenfischen, scheint der offensichtliche wissenschaftliche Streit um das Vorkommen von 1 oder 2 gonadotropen Hormonen in der Adenohypophyse sich auf die Frage zuzuspitzen, ob biochemische Untersuchungen [bislang an zwei (!) Arten — vgl. Burzawa-Gerard u. Fontaine] einen höheren Aussagewert für sich in Anspruch nehmen können als cytologische und histophysiologische Arbeitsergebnisse (vgl. Ball u. Baker, 1969) aus Vergangenheit und Gegenwart. Bereits geäußerten kritischen Vorbehalten gegenüber einer solchen Betrachtungsweise (Reinboth, 1972) ist noch hinzuzufügen, daß im Vergleich zur methodischen Mannigfaltigkeit und dem technischen Raffinement bei den Untersuchungen an Säugern die Arbeiten an Fischen bei weitem nicht konkurrieren können, so daß allein schon darum Generalisierungen im derzeitigen Augenblick verfrüht erscheinen. Es ist daher kaum unrealistisch, auch für die nähere Zukunft mit weiteren Daten zu rechnen, die ein allmählich „alt"-werdendes Problem lebendig erhalten. Gleichzeitig ist es jedoch erwünscht, daß Forschungsarbeiten, die sich im wesentlichen auf die Frage nach der färberischen Differenzierbarkeit verschiedener Zelltypen in der Adenohypophyse der jeweiligen Untersuchungsobjekte beschränken, zugunsten von Studien aufgegeben werden, die weitere Parameter in ihre Betrachtungen einbeziehen.

Die hier vorgelegte Arbeit war dem Versuch gewidmet, an bislang nicht untersuchten Teleostier-Arten aus einer ihrer systematischen Stellung nach wichtigen Gruppe klassische cytologische Techniken für die Beurteilung mehrerer experimenteller Eingriffe zu verwenden. Die erzielten Resultate belegen unseres Erachtens die Zweckmäßigkeit eines solchen Vorgehens und regen zu einer Überprüfung mancher älteren Ergebnisse sowohl unter methodenkritischen als auch inhaltlichen Gesichtspunkten an.

In unserer Untersuchung ging es fast ausschließlich um die gonadotropen und thyreotropen Zellen, die als sog. Basophile mit vielen Ähnlichkeiten ihrer färberischen Eigenschaften besondere Schwierigkeiten bereiten und über deren Variation in Beziehung zum Fortpflanzungscyclus eine Reihe widersprüchlicher Angaben vorliegen. Die lapidare Feststellung von Ball u. Baker (1969) "Little information is available about reactions of the gonadotrops to collateral changes in endocrine state" (p. 41) ist auch heute noch aktuell.

Der Nachweis von 2 Typen gonadotroper Zellen gilt nur bei einigen Arten als gesichert (vgl. Ball u. Baker, 1969). Zahlreiche Arbeiten an Fischen, in denen nur von einem gonadotropen Zelltyp die Rede ist, teilen nichts darüber mit, ob die Möglichkeit der Existenz zweier Zelltypen überhaupt näher untersucht wurde.

Im cytomorphologischen Teil dieser Arbeit wurden die Kriterien beschrieben, nach denen bei *Lepomis* zwischen (thyreotropen) delta-Zellen und (gonadotropen) gamma- und beta-Zellen unterschieden werden kann. Unsere Befunde stimmen mit denen anderer Autoren überein, die zu analogen Resultaten kamen (vgl. Referate von van Oordt, 1968; Ball u. Baker, 1969). Erst die Experimentalbefunde jedoch lieferten klare Hinweise für eine funktionelle Zuordnung jener 3 Zelltypen, zumal wegen artspezifischer Unterschiede, deren Differenzierung allein nach färberischen Eigenschaften und topographischen Besonderheiten schwierig bleibt.

a) Die thyreotropen Zellen (delta-Zellen)

Bei der histologischen Untersuchung des Schilddrüsengewebes von *Lepomis* zeigten sich keine auffälligen Aktivitätsschwankungen während des Beobachtungszeitraumes. Da bei den von uns beschriebenen delta-Zellen im Gegensatz zu den beiden übrigen basophilen Zelltypen ebenfalls keine jahrescyclischen Strukturveränderungen beobachtet wurden, lag es nahe, diesen Zellen eine thyreotrope Funktion zuzuschreiben. Diese Arbeitshypothese fand in unseren experimentellen Untersuchungen ihre volle Bestätigung.

Degranulation der delta-Zellen im Anschluß an eine Behandlung mit Thyreostatica wurde u.a. bei *Astyanax mexicanus* (Atz, 1953), *Phoxinus laevis* (Barrington u. Matty, 1955) und *Lebistes reticulatus* [Sokol, 1955; Ball (nach Ball u. Baker, 1969)] beobachtet. Bei *Mollienisia latipinna* wurden neben der Größenzunahme und Degranulation der delta-Zellen auch Kern- und Nucleolushypertrophie beobachtet (Olivereau u. Ball, 1963); bei *Dentex dentex* führte die Thioharnstoffbehandlung zusätzlich zu einer starken Vakuolisierung basophiler Zellen in der proximalen pars distalis (Olivereau, 1954b).

In der vorliegenden Arbeit wurde unseres Wissens erstmals ausführlich die stufenweise Reaktion der delta-Zellen eines Teleostiers auf eine langdauernde Thyreostaticabehandlung untersucht. Die schrittweise zunehmende Degranulation des Cytoplasmas und die früh einsetzende, sich bis zu einem Maximum bei etwa 70 Behandlungstagen stetig steigernde Kernhypertrophie (vgl. Abb. 34) geben ein deutliches Bild der durch den Thyroxinmangel steigenden Aktivierung der delta-Zellen. Diese Reaktion sowie andererseits die Involution bei Thyroxin- und TSH-Behandlung weisen die delta-Zellen eindeutig als die thyreotropen Zellen aus.

Eine ähnliche Wechselbeziehung zwischen Schilddrüsen-Funktion und Morphologie der delta-Zellen ist beim Aal durch Olivereau (1963) nach Zerstörung der Schilddrüse durch radioaktives Jod nachgewiesen worden.

Am gleichen Objekt hatte Olivereau (1962) zuvor eine Involution der Schilddrüse und Inaktivierung der delta-Zellen in der Adenohypophyse durch Thyroxin-Behandlung nachgewiesen. Baker (1965, 1967) verwandte bei Aal und Forelle *in vitro*-Techniken zum Nachweis des Einflusses von Thyroxin auf die Struktur der delta-Zellen. Auffälligerweise konnte Ball (nach Ball u. Baker, 1969) ebenso wie Sage (1967) bei *Lebistes* (*Poecilia*) keine Effekte von Thyroxin auf die Morphologie der delta-Zellen beobachten, während andererseits nach Sage (1967) die Degranulation der delta-Zellen nach Thioharnstoff-Behandlung männlicher Guppys sich durch gleichzeitige Thyroxingaben verhindern ließ.

Die Anmerkung von Ball u. Baker (1969), daß dem Zeitverlauf in der Reaktion der delta-Zellen nach Thyroxin-Behandlung besondere Aufmerksamkeit zu schenken ist, wird durch unsere Versuche nicht nur unterstrichen, sondern ist insbesondere aufgrund der Resultate der Thyreostatica-Behandlung dahingehend zu ergänzen, daß ganz allgemein der Zeitfaktor für die Beurteilung des Erfolges jeder experimentellen Beeinflussung der TSH-Zellen eine maßgebliche Rolle spielt. Unter diesem Gesichtspunkt sollten auch die Angaben von Marmorino *et al.* (1970) überprüft werden, daß bei *Serranus* (ungewöhnlich) hohe Dosen von Methyl-Thiouracil nach (maximal) 15 Tagen Behandlungsdauer eine Akkumulation von PAS- und Paraldehyd-Thionin-positivem Material in den mutmaßlichen TSH-Zellen bewirken.

b) Die gonadotropen Zellen (beta- und gamma-Zellen)

Die cytologische Differenzierbarkeit zweier gonadotroper Zelltypen ist vor allem für die Säugetiere in den letzten Jahren wiederholt erörtert worden (vgl. u.a. Purves, 1961, 1966; Benoit u. Da Lage, 1963; Herlant, 1965). Die erfolgreiche Anwendung neuerer differenzierender Färbemethoden (Herlant, 1960) hat die allgemeine Auffassung weiter gestützt, daß zwei verschiedene gonadotrope Zelltypen unterschiedlichen Produktionsorten der beiden Gonadotropine FSH und LH entsprechen. Unter den bereits erwähnten Bedenken (Schwartz u. McCormack, 1972), welche gegen dieses Konzept zur Geltung gebracht werden können, seien aus jüngerer Zeit vor allem die Befunde von Schally u. Mitarb. hervorgehoben (Schally *et al.*, 1971; Kastin *et al.*, 1972), wonach nur ein einziger hypothalamischer releasing-Faktor sowohl die Sekretion von LH als auch FSH kontrolliert und die Mitteilung erwähnt, daß bei immunohistologischen Untersuchungen FSH und LH im gleichen Zelltyp der pars distalis des Menschen lokalisiert werden konnten (Phifer *et al.*, 1973).

In den Erörterungen über die Cytophysiologie der Adenohypophyse bei Teleostiern ist jedoch unverändert die Frage aktuell, ob überhaupt verschiedenartige gonadotrope Zelltypen identifizierbar sind (Ball u. Baker, 1969).

Insbesondere die zahlreichen sorgfältigen Untersuchungen von Olivereau lassen aber keinen Zweifel daran, daß zumindest bei einigen Teleostier-Arten zwei verschiedene gonadotrope Zelltypen sich klar differenzieren lassen. Zum Beispiel beobachtete Olivereau (1968) bei *Mugil auratus*, daß die von ihr beschriebenen gonadotropen Zellen sich — neben anderen Kriterien — durch unterschiedliche Affinität zu Bleihämatoxylin auszeichnen und auch funktionelle Unterschiede feststellbar sind. Die nach dem Ablaichen degranulierten zentralen Gonadotropen vakuolisieren sich stark, während in den mehr lateralen Gonadotropen zwar auch eine Degranulation, aber nur selten eine Vakuolisation stattfindet.

Zwei verschiedene gonadotrope Zelltypen wurden auch bei *Mugil cephalus* (Leray u. Carlon, 1963; Blanc-Livni u. Abraham, 1969), *Mugil capito* (Blanc-Livni u. Abraham, 1969), *Anguilla anguilla* (Olivereau u. Herlant, 1960; Olivereau, 1961, 1967b), *Cyprinus carpio* (Leray, 1965), *Oncorhynchus spec.* (Olivereau u. Ridgeway, 1962), *Oncorhynchus nerka* (Cook u. van Overbeeke, 1972), *Leuciscus rutilus* (Olivereau, 1969) und *Perca fluviatilis* (Dimovska, 1970) beschrieben. Obwohl in diesen Arbeiten eine Unterscheidung dieser beiden morphologischen Zelltypen in FSH- oder LH-Zellen nicht möglich war oder nur vermutet werden konnte, muß hervorgehoben werden, daß Dimovska (1970) bei den Zellen, die sie hypothetisch als LH-Zellen beschrieb, eine besonders hohe Aktivität kurz vor der Fortpflanzungsperiode beobachtete. Auch Cook u. van Overbeeke (1972) fanden ähnlich wie wir Unterschiede in der Aktivität der von ihnen als G1 und G2 bezeichneten Zelltypen in Abhängigkeit von der Phase des Fortpflanzungscyclus. Diese neuere Arbeit steht somit im Widerspruch zu einer früheren Mitteilung über die gleiche Art (Overbeeke u. McBride, 1967), in der nur von einem gonadotropen Zelltyp die Rede ist.

In einigen elektronenmikroskopischen Untersuchungen konnten ebenfalls zwei gonadotrope Zelltypen unterschieden werden, und zwar bei *Anguilla* und *Conger* (Knowles u. Vollrath, 1966) und *Zoarces viviparus* (Öztan, 1966). Zwar können Knowles u. Vollrath (1966) ihre GTH 1 und GTH 2 genannten gonadotropen Zellen nicht funktionell differenzieren, jedoch werden interessanterweise in den GTH 2-Zellen, denen sie in Analogie zu höheren Wirbeltieren eine FSH-Funktion zuschreiben, kurz vor der Wanderung der Fische zu den Laichgründen Veränderungen beobachtet.

Wenig ergiebig sind solche Arbeiten, in denen die Autoren überhaupt keine Unterscheidung zwischen den Glykoproteid produzierenden Zellen treffen (z.B. Khanna u. Pant, 1960; Sundararaj, 1960; Sundararaj u. Seghal, 1970b), sondern thyreotrope und gonadotrope Zellen summarisch als ,,Basophile“ bzw. ,,Cyanophile“ beschreiben.

Ein Vergleich unserer Befunde mit solchen Publikationen, in denen nur ein gonadotroper Zelltyp beschrieben wird, ist außerordentlich schwierig. Vielfach bleibt es entweder unklar, ob die jeweiligen Autoren die Frage nach der Differenzierbarkeit unterschiedlicher Zelltypen überhaupt beachtet haben, oder die gelieferten Daten sind so skizzenhaft, daß sie sich für eine Diskussion nicht eignen (z. B. Marmorino *et al.*, 1969, 1970; Dixit, 1970; Sage u. Bromage, 1970). Trotz solcher Einschränkungen kann nicht übersehen werden, daß bei einigen Arten tatsächlich bezweifelt werden muß, ob in deren Adenohypophyse zwei verschiedene gonadotrope Zelltypen vorkommen (vgl. Ball u. Baker, 1969).

Aus neuerer Zeit müssen hier vor allem die sorgfältigen Untersuchungen von Leatherland (1969) an *Cymatogaster aggregata* und Mattheij (1970) bei *Anoptichthys jordani* genannt werden. Mattheij (1970) beschrieb — ähnlich wie zuvor Lagios (1965) bei *Embiotoca jacksoni* — die gonadotropen Zellen als Zelltyp mit stark variablen färberischen Eigenschaften. Der Polymorphismus dieser Zellen wird als Ausdruck verschiedener Funktionszustände gedeutet. *Anoptichthys* gleicht *Lepomis* insoweit, als alle Zellen der proximalen pars distalis Bleihämatoxylin-negativ sind. Im Gegensatz zu *Lepomis* findet Mattheij aber bei *Anoptichthys* in einem mit AB/PAS gefärbten Schnitt vier verschiedene Formen der als „meso-2 cells" bezeichneten gonadotropen Zellen. Kleine, in Gruppen zusammenliegende PAS-positive Zellen, die nur bei ganz jungen Fischen anzutreffen sind, werden als Gonadotrope kurz nach der Differenzierung angesprochen. Im typischen Fall abgerundete, dicht granulierte Zellen mit oder ohne große Vakuolen deutet Mattheij im Anschluß an Robertson u. Wexler (1962) und Olivereau (1967 b) als inaktive Formen der Gonadotropen. Die Zellen mit schaumiger Vakuolisierung wie auch fast chromophobe Zellen mit starker Hyportrophie des Cytoplasmas, der Kerne und der Nucleolen werden als die aktiven Formen der gonadotropen „meso-2"-Zellen gedeutet.

Sehr auffällig ist in dieser Beschreibung von Mattheij (1970), daß die zuletzt beschriebene Zellform ausschließlich entlang der Äste der Neurohypophyse beobachtet wird.

Leider unterläßt der Autor eine Diskussion dieser bemerkenswerten Tatsache, die unseres Erachtens seinen Schlußfolgerungen, daß alle beschriebenen Formen der meso-2-Zellen nur verschiedene Funktionszustände eines einzigen gonadotropen Zelltyps darstellen, widerspricht.

Die These der Einheitlichkeit der gonadotropen Zellen von Mattheij (1970) läßt sich nur mit der Zusatzhypothese aufrecht erhalten, daß zwar alle gonadotropen Zellen einen Funktionscyclus durchlaufen, das Stadium höchster Aktivität (Degranulation und Hypertrophie) jedoch nur im direkten räumlichen Kontakt mit der Neurohypophyse erreicht werden kann. Unter der Annahme, daß die Stimulation der Gonadotropen durch Neurosekret aus dem Hypothalamus erfolgt, das auf dem Wege über die Neurohypophyse zu den gonadotropen Zellen der Adenohypophyse gelangt und daß es infolge langsamer Ausbreitung dieses Neurosekrets zu einem Konzentrationsgefälle kommt, könnte eine bevorzugte Stimulierung der in der Nachbarschaft der Neurohypophyse gelegenen gonadotropen Zellen erklärt werden.

Ohne diese von Mattheij nicht angestellten Überlegungen scheint uns seine Behauptung, daß bei *Anoptichthys* nur ein gonadotroper Zelltyp vorliege, nicht hinreichend gesichert.

Vor allem halten wir zur endgültigen Klärung dieser Frage eine genaue Kontrolle des Verhaltens dieser Zellen im Verlauf des Sexualcyclus und besonders im Kastrationsexperiment — beide Untersuchungen wurden von Mattheij bisher nicht durchgeführt — für notwendig. Die Ergebnisse unserer experimentellen Eingriffe schließen die Anwendung der oben konzipierten Hypothese auf *Lepomis* aus.

Eine von allen sonstigen Untersuchungen unabhängige Interpretation eines Hypophysenschnittes aus der Laichzeit von *Lepomis* ließe eventuell die Annahme zu, daß die gamma-Zellen als besonders stark stimulierte Formen eines einzigen gonadotropen Zelltyps anzusehen sind. Dieser Annahme widerspricht jedoch, daß die gamma-Zellen von *Lepomis* im Verlauf des gesamten Jahrescyclus und besonders während der Fortpflanzungsperiode morphologisch eindeutig von den beta-Zellen unterscheidbar sind und zu keiner Jahreszeit Zwischenformen zwischen beiden Zelltypen beobachtet werden können.

Eine funktionelle Differenzierung der gamma- und beta-Zellen ergibt sich schon aus der Beobachtung, daß im Verlauf des Jahrescyclus die beta-Zellen als erste stimuliert werden, während die Hypertrophie der gamma-Zellen erst kurz vor dem Beginn der Fortpflanzungsperiode einsetzt.

Noch deutlicher als im Verlauf des Sexualcyclus lassen sich die beta- und gamma-Zellen nach experimentellen Eingriffen in das System Hypothalamus–Hypophyse–Gonade unterscheiden.

Bei der 37tägigen, also relativ kurzfristigen Stimulation durch eine verlängerte Photoperiode mit gleichzeitiger Erhöhung der Wassertemperatur reagieren nur die beta-Zellen mit einer sehr starken Cytoplasmahypertrophie und einer Mengenzunahme der basophilen Granula. Gleichzeitig damit findet eine starke Stimulation der Gametogenese in beiden Geschlechtern statt.

Im Kastrationsexperiment hingegen hypertrophierten ausschließlich die gamma-Zellen, und zwar um so stärker, je länger die Kastrationsdauer war (vgl. Abb. 41). Diese Untersuchungen lassen zwar keine völlig eindeutige Zuordnung der beiden gonadotropen Zelltypen zu einem der gonadotropen Hormone FSH oder LH zu, aber aus der Tatsache, daß die beta-Zellen parallel zum Fortschreiten der Spermatogenese und Oogenese sowohl im normalen Jahrescyclus als auch im Beleuchtungsexperiment hypertrophieren, schließen wir, daß sie wahrscheinlich ein FSH-ähnliches Hormon produzieren. Den gamma-Zellen, die im normalen Sexualcyclus ihre höchste Aktivität zum Zeitpunkt der Ovulation und Spermiation zeigen und gleichzeitig bei der Kastration durch einen niedrigen Sexualhormonspiegel stimuliert werden, ist dementsprechend vermutlich die Produktion eines LH-ähnlichen Hormons zuzuschreiben.

Wenn es Schreibman (1964) in seiner Experimentaluntersuchung an *Xiphophorus* nicht gelungen ist, zwei gonadotrope Zelltypen zu unterscheiden, so ist zu berücksichtigen, daß dieser Autor keines der Färbeverfahren verwandte, das uns zur Differenzierung zwischen beta- und gamma-Zellen diente.

c) Die Kerneinschlußkörper in den thyreotropen und gonadotropen Zellen

Die in der vorliegenden Arbeit bei *Lepomis cyanellus* beschriebenen Kerneinschlußkörper in den delta-Zellen der Hypophyse im Anschluß an eine Behandlung mit Thyreostatica ist unseres Wissens die erste Beobachtung dieser Art in der Hypophyse der Knochenfische.

Bei Säugetieren liegt eine größere Reihe von Beobachtungen über Kerneinschlußkörper in den Zellen mehrerer Organsysteme vor. Seit Hammar (1897) Kerneinschlußkörper in den Epithelzellen des Epididymis der Haushundes entdeckte, wurden von mehreren Autoren ähnliche Beobachtungen bei anderen Species und an anderen Organen gemacht.

Hinsichtlich ihrer Genese können die bisher innerhalb des Karyoplasmas beobachteten Einschlußkörper verschiedenen Typen zugeordnet werden (vgl. Grundmann, 1964). Die ausführliche Beschreibung der hypothetischen Entwicklungsreihe der Kerninklusionen der delta-Zellen von *Lepomis* im experimentellen Teil dieser Arbeit, insbesondere die zu Beginn der Kernhypertrophie auftretende Einfaltung der Kernmembran und die Identität der Färbbarkeit der frühen Inklusionen mit dem umgebenden Cytoplasma, weist die Kerneinschlußkörper der delta-Zellen als Cytoplasmainvaginationen aus; in der Klassifizierung von David (1964) handelt es sich um „sichere Cytoplasmaeinschlüsse".

Für die hier vorliegende Arbeit sind die in der Adenohypophyse von Säugetieren beobachteten Kerneinschlüsse von besonderem Interesse. Beim Menschen treten Kerneinschlüsse im Vorderlappen der Hypophyse in Korrelation zu endokrinen Störungen der Gonadenfunktion auf (Cavallero, 1947). Müller u. Djahangiri (1967) berichten, daß beim Menschen in endokrin-aktiven Mischadenomen der Hypophyse Kernanisomorphien mit Einstülpungen des Cytoplasmas in den Kern gehäuft vorkommen und als Ausdruck der Vergrößerung der Kernoberfläche auf eine gesteigerte Proteinsynthese hinweisen. Dickie u. Woolley (1949) beschreiben das Auftreten von Kerneinschlüssen in basophilen Zellen der Hypophyse der weißen Maus nach Gonadektomie.

Serber (1954, 1958, 1961) untersuchte ausführlich die Reaktion der Hypophyse des Goldhamsters auf Gonadektomie und spontane Gonadeninsuffizienz unter besonderer Berücksichtigung der Kerninklusionen. Bei gesunden, jungen Hamstern wurden niemals Kerninklusionen in den basophilen Zellen beobachtet. Einen Monat nach der Kastration wurden Kerneinschlüsse nur bei einem von insgesamt 3 kastrierten Männchen gefunden, nach 3 Monaten Kastrationszeit traten Kerneinschlüsse mit einer durchschnittlichen Häufigkeit von 3 je 1000 Zellen bei allen Versuchstieren auf. Nach 4—10 Monaten stieg die durchschnittliche Häufigkeit auf 20 je 1000 Zellen an und fiel 11—18 Monate nach der Kastration wieder unter 2 je 1000 Zellen.

Aus der Korrelation des Vorkommens der Einschlußkörper in den gonadotropen Zellen der Hamsterhypophyse und verschiedenen Zuständen der Gonadenfunktion zieht Serber den Schluß: "It seems probable that the presence of intranuclear inclusions of this sort may reflect a particular phase of activity in cells in which they are found. They may represent a normal secretory mechanism that has become exaggerated in response to unusual stress upon a given cell" (Serber, 1961, S. 171).

In diesem Sinne deuten wir das Auftreten der beschriebenen Kerninklusionen in den delta- und gamma-Zellen der Hypophyse von *Lepomis* als Indiz für die besondere Aktivierung dieser Zellen bei Thyroxinmangel bzw. nach langdauernder Kastration. Elektronenmikroskopische Untersuchungen dieser experimentell induzierbaren Strukturen dürften weitere Aufschlüsse über ihre Natur und Hinweise auf ihre funktionelle Bedeutung erbringen.

2. Die Beziehungen zwischen den neurosekretorischen Kernen des Hypothalamus und der Hypophyse

Untersuchungen über die hypothalamische Steuerung der gonadotropen Funktionen der Adenohypophyse bei Teleostiern haben bislang weit weniger befriedigende Erkenntnisse geliefert als vergleichbare Arbeiten an Säugern. Die Gründe für diesen Sachverhalt sind mannigfaltig. Zum Teil sind sie methodischer Natur (technische Aufwendigkeit der Tierhaltung, jahrescyclische Fortpflanzung bei der weit überwiegenden Mehrzahl der Teleostier, von denen der größte Teil im Meere lebt, irreversible Cyclusstörungen bei der Überführung mariner Formen ins Aquarium, das Fehlen von Verfahren zur planmäßigen Zucht, etc.). Zum anderen macht die ungewöhnlich große Mannigfaltigkeit in der Fortpflanzungsbiologie der Fische Vergleiche besonders schwer.

In jüngerer Zeit haben Dodd *et al.* (1971) die Morphologie und die Funktion des hypothalamisch-hypophysären Systems bei Teleostiern referiert. Ball *et al.* (1972) haben die Argumente zusammengetragen, die für eine hypothalamische Kontrolle der Adenohypophyse bei Knochenfischen sprechen. Die Arbeit von Peter (1970) über die Effekte eng lokalisierter Läsionen im Nucleus praeopticus (NPO) und Nucleus lateralis tuberis (NLT) auf den Aktivitätszustand von Schilddrüse und Gonaden beim Goldfisch erbrachte den ersten direkten Hinweis auf funktionelle Zusammenhänge zwischen den neurosekretorischen Kernen im Hypothalamus und der Adenohypophyse bei Fischen. Die Kombination elektronenmikroskopischer Untersuchungen über den NLT und die gonadotropen Zellen der Adenohypophyse mit Kastrationsversuchen und Substitutionstherapie durch Androgene (Zambrano, 1970) zeigte ebenfalls die enge Verknüpfung zwischen Hypothalamus und den glandotropen Wirkungen der Adenohypophyse. Der Nachweis verschiedener synaptischer Verbindungen zwischen Nervenfasern und einzelnen Zellen der Adenohypophyse durch elektronenmikroskopische Untersuchungen an mehreren Teleostier-Arten (Knowles u. Vollrath, 1966; Vollrath, 1967; Zambrano, 1970, 1972; Kasuga u. Takahashi, 1970) demonstriert das morphologische Substrat für solche Funktionszusammenhänge.

Diese während der letzten Jahre erzielten Fortschritte lösen allerdings noch nicht die zum Teil kontroversen Meinungen über die spezifischen Leistungen des NPO und NLT (vgl. Dodd *et al.*, 1971).

Die Vermutung von Stahl (1954, 1957), daß der NPO den Wasser- und Mineralhaushalt, der NLT hingegen die Fortpflanzung der Fische steuert, ist in dieser verallgemeinernden Form nicht haltbar und wurde auch von Stahl selbst wieder eingeschränkt (Stahl u. Leray, 1962). Die Experimentaluntersuchungen von Schiebler u. Hartmann (1963) an mehreren Teleostier-Arten weisen allerdings auf eine aktive Rolle des NPO in der Kontrolle des Wasser- und Mineralhaushaltes hin.

Die eben erwähnten experimentellen Arbeiten an *Carassius* (Peter, 1970) und *Gillichthys* (Zambrano, 1971) stützen schon früher erhobene Befunde anderer Autoren, wonach bei mehreren Teleostier-Arten morphologisch nachweisbare, den Fortpflanzungsvorgängen parallellaufende Aktivitätsveränderungen ausschließlich in den Neuronen des NLT auftreten — z.B. bei *Tinca vulgaris* (Scharrer, 1936; Hild, 1951; Schiebler u. v. Brehm, 1958; v. Brehm, 1958), *Rhodeus amarus* (Bretschneider u. Duyvene de Witt, 1947), *Esox lucius* (Zaitzev, 1955), *Salmo salar* (Olivereau, 1954), *Salvelinus fontinalis* (Billenstein, 1961, 1962, 1963), *Gadus capellanus, Mugil cephalus, M. capito* und *M. auratus* (Stahl, 1954, 1957; Stahl u. Leray, 1962), *Barbus meridionalis* (Szabo u. Molnar, 1965).

Es gibt jedoch auch Angaben, daß sowohl der NPO als auch der NLT einen zur Gonadenreifung parallelen Aktivitätsrhythmus zeigen (z.B. Albanese Carmignani, 1966; Dixit, 1970). In der Untersuchung von Dixit (1970) an *Clarias* bleibt es aber schwer verständlich, daß sowohl Ovarektomie als auch die Zuführung von Sexualhormonen bei intakten und kastrierten Tieren eine Zunahme im Kerndurchmesser der Zellen des NPO und des NLT bewirken sollen.

Eine soeben von Mieszkowska u. Jasinski (1973) veröffentlichte Untersuchung an 75 Weibchen der pseudogamen Form des Goldfisches (*Carassius auratus gibelio*) verdient wegen ihres methodischen Ansatzes besondere Erwähnung. Die Autoren benutzten weniger als 2 Jahre alte Fische, die noch nicht geschlechtsreif waren, für ihre Studien. Der hierbei beobachtete jahrescyclische Wechsel im Aktivitätszustand der Neuronen des NPO läßt sich folglich nicht mit periodischen Veränderungen an den Gonaden in Zusammenhang bringen. Hingegen zeigten sich deutliche Parallelen zur Jahresrhythmik der Wassertemperatur.

Geht man von den Untersuchungen Zambranos (1971, 1972) aus, dessen gründliche Arbeiten kaum einen Zweifel daran lassen, daß zumindest bei *Gillichthys* die „Typ-B-Fasern“ ihren Ursprung im NLT haben und daß sie die synaptischen Verbindungen zu den glandotropen Zellen der Adenohypophyse herstellen, dann ergibt sich ein auffälliger Widerspruch zwischen zwei Arbeiten von Kasuga u. Takahashi (1970, 1971) an *Oryzias latipes*. In der ersten Publikation (Kasuga u. Takahashi, 1970) beschreiben die japanischen Autoren synaptoide Kontakte zwischen „Typ-B-Axonen“ und den Drüsenzellen der Adenohypophyse von *Oryzias*. In der folgenden Arbeit (Kasuga u. Takahashi, 1971) verzeichnen sie aber lediglich jahrescyclische Veränderungen im NPO, die mit Aktivitätsunterschieden der gonadotropen Zellen in der Adenohypophyse korreliert werden können. Die Verfasser schreiben: “In the medaka too, it is likely that the LTN also plays a role in the control of secretion of gonadotropins from the pituitary gland. The present study failed to identify definite neurons of the LTN“ (p. 265). Die Autoren verweisen zwar auf die Studien von Knowles u. Vollrath (1966), diskutieren jedoch nicht die wichtige Hypothese jener Autoren (Knowles u. Vollrath, 1966b), daß die Typ B-Fasern, die auch von Kasuga u. Takahashi (1970) gesehen wurden, offenbar vom NLT ausgehen.

Nach unseren Ergebnissen an *Lepomis* haben im lichtmikroskopischen Präparat die Sekrete des NLT, die vorwiegend im caudalen Teil der pars nervosa zu finden sind, keinen Kontakt zu Zellbezirken der Adenohypophyse. Dagegen erstrecken sich neurosekrethaltige Fasern des NPO in den Bereich der alpha- und delta-Zellen. Wingstrand (1959) sieht in den neurosekretorischen Trakten in der Adenohypophyse der Fische das Analogon zur Eminentia mediana der höheren Wirbeltiere. Einen ähnlichen Gedankengang verfolgen Scharrer u. Scharrer (1963), die die reich vaskularisierte Neurohypophyse der Knochenfische als ein der Eminentia mediana vergleichbares Neurohämalorgan betrachten. Zum gleichen Thema sei aus jüngerer Zeit auf die Publikationen von Follenius (1965a, b), Jasinski (1969) und Sathyanesan u. Haider (1971) verwiesen.

Ein Teil der Unstimmigkeiten in der Beurteilung der physiologischen Rolle des NLT liegt zweifellos in der Schwierigkeit seiner histologischen Darstellung, da sich das Sekret der NLT-Neuronen nur selten mit den für die Färbung von Neurosekreten gebräuchlichen Reagentien nachweisen läßt und die überwiegende Mehrzahl der einschlägigen Untersuchungen sich um eine rein deskriptive Aufdeckung von Korrelationen zwischen Aktivitätszustand des NLT und bestimmten Phasen des Fortpflanzungscyclus bemühte. Eine Anzahl von Autoren war jedoch in der Lage, mit verschiedenen Techniken die Sekretionsprodukte des NLT sichtbar zu machen (z.B. Billenstien, 1963; Honma u. Tamura, 1965; Schiebler u. v. Brehm, 1958; v. Brehm, 1958). An unserem Objekt *Lepomis* ermöglichte die Kombination der PAF-Färbung mit der Gegenfärbung nach Halmi eine klare Differenzierung zwischen Sekreten des NPO und des NLT im histologischen Präparat (vgl. Abb. 11a und b). Es konnten jedoch auch von uns keine Sekretgranula, welche die Zellen des NPO so deutlich charakterisieren, in den Neuronen des NLT beobachtet werden. Nur die Zellen der pars mediocaudalis bilden eine Ausnahme. Es ist uns deshalb auch nicht gelungen, einen Tractus tubero-hypophyseus histologisch darzustellen. An seiner Existenz kann jedoch nicht gezweifelt werden, da das Cytoplasma der proximalen Teile der Neuriten der partes rostralis und lateralis des NLT gleiche färberische Eigenschaften aufweisen wie Sekretanhäufungen in der Neurohypophyse, die in unmittelbarer Nachbarschaft der PAF-positiven Sekretmassen des NPO liegen (vgl. Abb. 11).

Für Erörterungen über die physiologische Rolle des NLT ist es hinderlich, wenn in vielen Arbeiten immer wieder in bloß summarischer Weise vom NLT gesprochen wird, ohne daß die Autoren seine verschiedenen Komponenten berücksichtigen, die sich nach unseren Beobachtungen an *Lepomis* sowohl topographisch als auch cytomorphologisch deutlich voneinander unterscheiden. Bereits Schiebler u. v. Brehm (1958) und v. Brehm (1958) haben darauf hingewiesen, daß bei *Tinca* jahrescyclische Veränderungen parallel zur Fortpflanzungsperiodik nur in den partes medialis und ventrolateralis des NLT, nicht jedoch in dessen pars rostralis zu beobachten sind. Obwohl die von Peter (1970) verwendete Terminologie zur Kennzeichnung der NLT-Komponenten bei *Carassius* (der wie *Tinca* zu den Cypriniden gehört) etwas verschieden ist, geht auch aus seiner Arbeit deutlich hervor, daß nur Teile des NLT (pars posterior und hinterer Teil der pars anterior) für die Kontrolle der gonadotropen Aktivität der Hypophyse eine Rolle spielen. Nach Zambrano (1971) ist bei dem Gobiiden *Gillichthys* die Aktivität der pars lateralis des NLT mit den gonadotropen Funktionen korreliert. Über den Verlauf der Faserverbindungen zwischen NLT und Hypophyse geben weder Peter (1970) noch Zambrano (1971) nähere Auskunft. Haider u. Sathyanesan (1972) geben an, daß bei *Heteropneustes* einige Axone des NLT sich mit dem Tractus praeopticus vereinigen sollen.

In unserer Arbeit über *Lepomis* fielen uns selbst bei Angehörigen homogener Untersuchungsgruppen erhebliche individuelle Schwankungen in der Sekretfüllung der Perikarien sowie in der Zell- und Kerngröße des NLT (aber auch im NPO) auf. Eine eindeutige Zuordnung des histologischen Bildes der hypothalamischen Kerne von *Lepomis* zum Geschlecht der Tiere, zum Fortpflanzungscyclus oder zu bestimmten physiologischen Zuständen im Verlauf der beschriebenen Experimente war uns jedoch nicht möglich. Diese Feststellung soll nicht ausschließen, daß die Verwendung geeigneter Meßverfahren quantitativ faßbare Unterschiede erbringen könnte. Im Gegensatz zu unseren stets eindeutigen Beobachtungen über die regelhaften Veränderungen an den gonadotropen und thyreotropen Zellen der Adenohypophyse stießen wir gerade im Bereich des NLT immer wieder auf Bilder, die — bei vergleichbaren Milieu- und Experimentalbedingungen — unterschiedliche Interpretationen zugelassen hätten.

Außerdem ist mit der Möglichkeit zu rechnen, daß bei Teleostiern sowohl morphologische als auch physiologische Unterschiede im hypothalamischen System vorhanden sind. Allein die unterschiedlichen Milieufaktoren für die Steuerung der Fortpflanzungsaktivität — Licht (vgl. Baggermann, 1972; Seghal u. Sundararaj, 1970; Sundararaj u. Seghal, 1970a, b), Temperatur (de Vlaming, 1972a, b), Salinität (Blanc-Livni u. Abraham, 1970) — machen Verschiedenheiten in der Rolle des Hypothalamus als Integrationszentrum wahrscheinlich. Es ist auffällig, wenn Zambrano (1971) schreibt, daß bei dem stark temperaturabhängigen *Gillichthys* (de Vlaming, 1972a) die mediale Region des NLT nicht neurosekretorisch sei, während wir bei *Lepomis* in der pars mediocaudalis des NLT PAF-positive Granula nachweisen konnten. Ob es hierbei von Belang ist, daß bei *Lepomis* die Gonadenaktivität in stärkerem Maße durch die Photoperiode als durch die Milieutemperatur beeinflußt wird, läßt sich derzeit nicht beurteilen. Terminologische Unterschiede in der Beschreibung der Komponenten des NLT schaffen zusätzliche Schwierigkeiten für den Vergleich der Befunde an verschiedenen Arten.

Unsere Arbeit an *Lepomis*, einem typischen Vertreter der zahlenmäßig größten Teleostierordnung Perciformes möchte als Ermutigung zu ähnlichen Studien an weiteren Teleostier-Arten dienen. Sie soll aber gleichzeitig deutlich machen, daß es heute nicht mehr genügt, allein an Hand einiger Schnittpräparate mit einer häufig ganz unzulänglichen Beschreibung des methodischen Verfahrens über inzwischen klar präzisierte Probleme mehr oder weniger flüchtig zu spekulieren.

Zusammenfassung

Bei Angehörigen der Teleostier-Gattung *Lepomis*, die nach morphologischen Kriterien als ein typischer Vertreter der Perciformen anzusehen ist, wurde lichtmikroskopisch das hypothalamisch-hypophysäre System unter Normal- und Experimentalbedingungen eingehend untersucht.

Im Nucleus praeopticus lassen sich die partes magno- und parvocellularis, im Nucleus lateralis tuberis die partes rostralis, ventralis, lateralis und mediocaudalis topographisch und cytomorphologisch eindeutig charakterisieren. Während der Tractus praeoptico-hypophyseus dank der charakteristischen Färbbarkeit des granulären Neurosekrets vom Ursprungsort bis in die Neuro- und Adenohypophyse hinein verfolgt werden kann, läßt sich der Tractus tubero-hypophyseus nur in seinen proximalen und distalen Abschnitten elektiv darstellen. Eine direkte Verbindung zwischen den Elementen des Nucleus lateralis tuberis und der Adenohypophyse konnte lichtmikroskopisch nicht beobachtet werden.

Bei der Untersuchung der Zellen der Adenohypophyse wurde den Glykoproteid-produzierenden basophilen Zellen besondere Aufmerksamkeit geschenkt, da in der bisherigen Literatur über die Adenohypophyse der Knochenfische insbesondere die Frage strittig ist, ob neben den thyreotropen delta-Zellen zwei gonadotrope Zelltypen (beta- und gamma-Zellen) klar voneinander unterschieden werden können. Obwohl in Analogie zu den weit besser bekannten Verhältnissen bei den höheren Wirbeltieren schon nach Anwendung verschiedener Färbetechniken eine Differenzierung zwischen delta-, beta- und gamma-Zellen auch bei *Lepomis* gelingt, zeigen erst Beobachtungen über jahrescyclische Veränderungen an den gonadotropen Zellen sowie spezifische experimentelle Eingriffe deutliche Korrelationen zwischen der Aktivität der glandotropen Zellen und den von ihnen gesteuerten Funktionen.

Verlängerung der Lichtperiode während der winterlichen sexuellen Ruhephase bewirkt bei *Lepomis* eine markante Hypertrophie der beta-Zellen und parallel hierzu einen Anstieg des gonosomatischen Index. Die gamma-Zellen, deren Aktivierung im normalen Jahrescyclus erst später einsetzt als die der beta-Zellen, reagieren in beiden Geschlechtern nach Kastration mit einer auffälligen Plasma- und Kernhypertrophie. Die delta-Zellen sprechen selektiv auf eine Thyreostatica-Behandlung bzw. auf Verabreichung von TSH und Thyroxin an. Langfristige Thyreostatica-Behandlung bewirkt in den delta-Zellen die Ausbildung von Kerneinschlußkörpern, welche als Hinweis auf die Hyperaktivität der thyreotropen Zellen bei Thyroxinmangel gedeutet werden. Die Veränderungen an den glandotropen Zellen der Adenohypophyse können quantitativ beschrieben werden.

Obwohl Forschungsergebnisse aus jüngerer Zeit auch bei Teleostiern keinen Zweifel an der engen funktionellen Verknüpfung zwischen Hypothalamus und Hypophyse zulassen, ergaben sich in unserer Arbeit keine eindeutigen Hinweise auf die Zuordnung von bestimmten Aktivitätszuständen der neurosekretorischen Kerne des Hypothalamus zu den regelhaften Veränderungen in den basophilen Zellen der Adenohypophyse.

Summary

Members of the teleost genus *Lepomis*, a typical representative of the Perciformes, have been used for a microscopical investigation of the hypothalamo-hypophyseal system under normal and experimental conditions.

On the basis of topographical and cytomorphological criteria various parts of neurosecretory hypothalamic nuclei can be characterized distinctly. The nucleus praeopticus consists of the partes magno- and parvocellularis; the nucleus lateralis tuberis can be subdivided into the partes rostralis, lateralis and mediocaudalis. On account of specific staining affinities of the neurosecretory granules the course of the tractus praeopticus-hypophyseus can be traced from its origin into the neuro- and adenohypophysis. An elective staining of the tractus tubero-hypophyseus was successful in its proximal and distal parts only. A direct connection between the elements of the nucleus lateralis tuberis and the adenohypophysis could not be observed under the light-microscope.

A description of the various cell types which have been encountered in the adenohypophysis is provided. Particular attention was devoted to the identification of the different basophilic cells which are supposed to be the production sites for the hormonal glycoproteins. In the present literature the question is highly controversial whether two types of gonadotropic cells (beta- and gamma-cells) can be readily distinguished from the thyreotropic delta-cells. Analogously to what is known from higher vertebrates the mere use of several staining methods brings about a differentiation between delta-, beta- and gamma-cells in *Lepomis* also. A study of the pituitary gland throughout the annual reproductive cycle and the results of specific experimental procedures reveal distinct correlations between the activity of glandotropic cells and the functions over which they exert their control.

Prolongation of the daily light-period during the phase of sexual quiescence in winter and early spring elicits a marked hypertrophy of the beta-cells and an increase of the gonosomatic index. The role of temperature seems to be of minor importance. In the course of the normal annual cycle the activation of the gamma-cells starts somewhat later than that of the beta-cells. In castration experiments of varying duration (up to 11 months) only the gamma-cells of both sexes react with a conspicuous hypertrophy of their plasmatic and nuclear constituents.

A single shot of estradiol (100 μg/animal-duration of the experiment: 47 days) caused considerable changes in the gonads of females. Testes were not affected. In the adenohypophysis no differences between control and experimental fish could be seen.

The delta-cells respond selectively to a treatment with thyroxine, TSH and thiourea as a thyreostatic agent. The changes in the pituitary reflect corresponding alterations of the epithelial cells in the thyroid follicles. Immersion of the experimental fish in a 0.04% solution of thiourea (up to 90 days) induces a pronounced hypertrophy of the hypophyseal delta-cells. In about 10% of the cell population the formation of nuclear inclusions was observed. These structures are considered as indicative of higher secretory activity. Injection of thyroxine (5 μg/daily—up to 25 days) caused a decrease in the size of the delta-cells and finally obscured their specific tinctorial features. The effects of thiourea treatment can be counteracted by administration of thyroxine. The effects of bovine TSH are similar to those of thyroxine although the delta-cells retained their characteristic cytological features. The experimental changes in the glandotropic cells of the adenohypophysis are evaluated and described in a quantitative way.

Our investigations yielded no results which might serve as reference points in order to establish a clear relationship between neurosecretory activity of the hypothalamic nuclei and the obvious changes in the basophilic cells of the adenohypophysis.

In the discussion our data are compared with the findings of other workers. Particular heed is given to conflicting statements in the current literature. Apart from species specific differences it is likely that some of the discrepancies might be explained by deficiencies in the methodical approach to the problems which remain to be solved.

Literatur

Albanese Carmignani, M. P.: Ciclo di attività secretoria degli elementi magnocellulari del nucleo preottico e degli elementi del nucleo paraipofisario nel teleosteo *Coris julis* L. Arch. Zool. Ital. **53**, 343—350 (1968)

Albanese Carmignani, M. P., Bonfiglio, G.: Morfologia e ciclo stagionale nelle cellule neurosecernenti del nucleo preottico e del nucleo paraipofisario di *Chromis chromis* CUV. Boll. di Zool. **33**, 184—185 (1966)

Atz, E. H.: Experimental differentiation of basophil cell types in the transitional lobe of the pituitary of a teleost fish, *Astyanax mexicanus*. Bull. Bingham Oceanogr. Coll. **14**, 94—116 (1953)

Atz, J. W.: Hermaphroditic fish. Science **150**, 789—797 (1965)

Atz, J. W., Pickford, G. E.: The pituitary gland and its relation to the reproduction of fishes in nature and captivity. An annotated bibliography for the years 1956—1963. FAO Fish. Biol. techn. Pap. 37 (1964)

Baggermann, B.: Photoperiodic responses in the stickleback and their control by a daily rhythm of photosensitivity. Gen. Comp. Endocrinol. Suppl. 3, 466—476 (1972)

Baker, B. I.: Direct action of thyroxine on the trout pituitary in vitro. Nature **208**, 1234—1235 (1965)

Baker, B. I.: Factors affecting in vitro thyrotrophic activity in teleosts. Gen. Comp. Endocrinol. **9**, 430 (1967)

Ball, J. N., Baker, B. I.: The pituitary gland: anatomy and histophysiology. In: W. S. Hoar and D. J. Randall (eds.) Fish physiology, Vol. 2, 1—110. London: Academic Press 1969

Ball, J. N., Baker, B. I., Olivereau, M., Peter, R. E.: Investigations on hypothalamic control of adenohypophysial functions in teleost fishes. Gen. Comp. Endocrinol. Suppl. 3, 11—21 (1972)

Barrington, E. W. J., Matty, A. J.: The identification of thyrotrophin-secreting cells in the pituitary gland of the minnow (*Phoxinus phoxinus*). Quart. J. microsc. Sci. **96**, 193—201 (1955)

Beccari, N.: Neurologia comparata anatomo-funzionale dei vertebrati, compreso l'uomo, pp. 777. Firenze 1943

Benoit, J.: Hypothalamo-hypophyseal control of the sexual activity in birds. Gen. Comp. Endocrinol. Suppl. 1, 254—274 (1962)

Benoit, J., Da Lage, Ch.: Cytologie de l'adénohypophyse. Coll. Intern. Centre National de la Recherche Scientifique, No. 128. pp. 434. Paris 1963

Billenstien, D. C.: Neurosecretory substances in the hypothalamus and pituitary of two species of teleosts with reference to the nucleus lateralis tuberis. Anat. Rec. **139**, 208 (1961)

Billenstien, D. C.: The seasonal secretory cycle of the nucleus lateralis tuberis of the hypothalamus and its relation to the reproduction in the eastern brook trout, *Salvelinus fontinalis*. Gen. Comp. Endocrinol. **2**, 111—112 (1962)

Billenstien, D. C.: Neurosecretory material from the nucleus lateralis tuberis in the hypophysis of the eastern brook trout, *Salvelinus fontinalis*. Z. Zellf. **59**, 507—512 (1963)

Blanc-Livni, N., Abraham, M.: Aspects endocriniens de la reproduction chez *Mugil* (Teleostei) en relation avec l'habitat d'eau douce et d'eau de mer. Verh. Int. Verein. Limnol. **17**, 625—629 (1969)

Blanc-Livni, N., Abraham, M.: The influence of environmental salinity on the prolactin- and gonadotropin-secreting regions in the pituitary of *Mugil* (Teleostei). Gen. Comp. Endocrinol. **14**, 184—197 (1970)

Brehm, H. v.: Über jahreszyklische Veränderungen im Nucleus lateralis tuberis der Schleie (*Tinca vulgaris*). Z. Zellf. **49**, 105—124 (1958)

Bretschneider, L. H., Duyvene de Witt, J. J.: Sexual endocrinology of non-mammalian vertebrates. Monogr. Progr. Res. Holland during War. **11**, pp. 146. Amsterdam 1947

Burgos, M. H.: Action des oestrogènes sur le testicule, le corps de Bidder et les surrénales du crapaud. C. R. Soc. Biol. (Paris) **148**, 915—916 (1954)

Burzawa-Gerard, E., Fontaine, Y. A.: The gonadotropins in lower vertebrates. Gen. Comp. Endocrinol. Suppl. 3, 715—728 (1972)

Cavallero, C.: Nuclear substance in the anterior lobe of the human pituitary gland. Arch. Path. **44**, 639—645 (1947)

Charlton, H. H.: Comparative studies on the nucleus praeopticus pars magnocellularis and the nucleus lateralis tuberis in fishes. J. Com. Neurol. **54**, 237—275 (1932)

Cook, H., van Overbeeke, A. P.: Ultrastructure of the pituitary gland (pars distalis) in Sockeye Salmon (*Oncorhynchus nerka*) during gonad maturation. Z. Zellf. **130**, 338—350 (1972)

David, H.: Physiologische und pathologische Modifikationen der mikroskopischen Kernstruktur. I. Das Karyoplasma, Kerneinschlüsse. Z. mikr.-anat. Forsch. **71**, 412—456 (1964)

Del Conte, E., Stux, M.: Effect of thyroidectomy, thiourea and iodine on the circulating thyrotrophin and pituitary thyrotroph cells in rats. Acta Endocrin. Copenhagen **20**, 146—256 (1955)

De Vlaming, V. L.: Environmental control of teleost reproductive cycles: a brief review. J. Fish. Biol. **4**, 131—140 (1972a)

De Vlaming, V. L.: The effects of temperature and photoperiod on reproductive cycling in the estuarine Gobiid fish, *Gillichthys mirabilis*. Fish. Bull. **70**, 1137—1152 (1972b)

Dickie, M. M., Wooley, G. W.: Spontaneous basophilic tumors in the pituitary glands in gonadectomized mice. Cancer Res. **9**, 372—384 (1949)

Dimovska, A. D.: Les cellules gonadotropes de l'hypophyse chez la perche femelle sexuellement mûre du lac de Dojran (*Perca fluviatilis macedonica* Kar.). Ann. Fac. Sci. Univ. Skopje **23**, 55—73 (1970)

Dixit, V. P.: Neurosecretion and feed back mechanism in *Clarias batrachus* Linn. Ovariectomy and administration of exogenous sex hormones. Cellule **68**, 213—221 (1970)

Dodd, J. M.: Gonadal and gonadotrophic hormones in lower vertebrates. In: Marshall's Physiology of Reproduction (A. S. Parkes, ed.), p. 417—582. London 1960

Dodd, J. M., Follett, B. K., Sharp, P. J.: Hypothalamic control of pituitary function in submammalian vertebrates. Adv. Comp. Physiol., Biochem. **4**, 113—223 (1971)

Finerty, J. C., Meyer, R. K.: The effect of graded dosages of estrogen upon pituitary cytology and function. Endocrinol. **46**, 491—502 (1950)

Follenius, E.: Bases structurales et ultrastructurales des correlations hypothalamo-hypophysaires chez quelques espices de poissons téléostéens. Ann. Sci. Nat. Zool. **7**, 1—150 (1965a)

Follenius, E.: Bases structurales et ultrastructurales des corrélations diencéphalo-hypophysaires chez les sélaciens et les téléostéens. Arch. Anat. Microscop. Morphol. Exptl. **54**, 195—216 (1965b)

Gabe, M.: Sur quelques applications de la coloration par le fuchsin-paraldehyd. Bull. Microsc. Appl. **3**, 153—162 (1953)

Goldberg, R. C., Chaikoff, J. L.: The cytological changes that occur in the anterior pituitary glands of rats injected with various doses of ^{131}J and their significance in the estimation of thyroid function. Endocrinology **46**, 91—104 (1950)

Gomori, G.: Observations with differential stains on human islets of Langerhans. Amer. J. Path. **17**, 395—406 (1941)

Gorbman, A.: Problems in the comparative morphology and physiology of the vertebrate thyroid gland. 266—301 In: A. Gorbman (ed.), Comparative Endocrinology. pp. 746. New York: 1959

Grundmann, E.: Allgemeine Cytologie. pp. 423. Stuttgart: 1964

Haider, S., Sathyanesan, A. G.: The nucleus lateralis tuberis of the freshwater teleost *Heteropneustes fossilis* (Bl.). Acta anat. **82**, 75—84 (1972)

Halmi, N. S.: Two types of basophils in the rat pituitary: "Thyrotrophs" and "Gonadotrophs" vs beta and delta cells. Endocrinology **50**, 140—142 (1952)

Hammar, A.: Über Sekretionserscheinungen im Nebenhoden des Hundes. Arch. Anat. Entw. Suppl., 1—40 (1897)

Harris, G. W.: Central control of pituitary secretion. In: Handbook of physiology, Washington, Am. Physiol. Soc. **2**, 1007—1038, (1960)

Harris, G. W.: Humours and hormones. J. Endocrinol. **53**, II—XXII (1972)

Herlant, M.: Corrélations hypophyso-génitales chez la femelle de la Chauve-Souris, *Myotis myotis*. Arch. Biol. **67**, 89—172 (1956)

Herlant, M.: Etude critique de deux techniques nouvelles destinées à mettre en évidence les différentes catégories cellulaires présentes dans la glande pituitaire. Bull. Micr. Appl. **10**, 37—44 (1960)

Herlant, M.: Present state of knowledge concerning the cytology of the anterior lobe of the hypophysis. Proc. 2nd Intern. Congr. Endocrinol., London, 1964, p. 468—481. Amsterdam: Excerpta Medic. Found. (1965)

Hickling, C. F., Rutenberg, E.: The ovary as an indicator of the spawning period in fishes J. Mar. Biol. Ass. **21**, 311—318 (1936)

Hild, W.: Zur Frage der Neurosekretion im Zwischenhirn der Schleie und ihrer Beziehungen zur Neurohypophyse. Z. Zellf. **35**, 33—46 (1951)

Hoar, W. S.: Reproduction. In: W. S. Hoar and D. J. Randall (eds.), Fish physiology, p. 1—72, Vol. 3. New York: Academic Press 1969

Holmgren, N.: Zur Anatomie und Histologie des Vorder- und Zwischenhirns der Knochenfische. Acta Zool. (Stockholm) **1**, 137—315 (1920)

Honma, Y., Suzuki, A.: Studies on the endocrine glands of the salmonoid fish, the Ayu, *Plecoglossus altivelis* Temminck et Schlegel. VII. The hypothalamic neurosecretory system of the Koayu exposed to the artificial photoperiods. Jap. J. Ichthyol. **15**, 11—27 (1968)

Honma, Y., Tamura, E.: Studies on the japanese chars, the Iwana (genus *Salvelinus*). II. The hypothalamic neurosecretory system of the Nikko-Iwana, *Salvelinus leucomaenis-pluvius*. Bull. Jap. Soc. Sci. Fish. **31**, 878—887 (1965)

Jasinski, A.: Vascularization of the hypophyseal region in lower vertebrates (Cyclostomes and Fishes). Gen. Comp. Endocrinol. Suppl. **2**, 510—521 (1969)

Jørgensen, C. B.: Central nervous control of adenohypophysial functions. In: J. W. Barrington and C. B. Jørgensen (eds.), Perspectives in endocrinology, p. 469—541. Academic Press, New York (1968)

Kastin, A. J., Schally, A. V., Gual, C., Arimura, A.: Release of LH and FSH after administration of synthetic LH-releasing hormone. J. Clin. Endocr. **34**, 753—756 (1972)

Kasuga, S., Takahashi, H.: Some observations on neurosecretory innervation in the pituitary gland of the medaka, *Oryzias latipes*. Bull. Fac. Fish. Hokkaido Univ. **21**, 79—89 (1970)

Kasuga, S., Takahashi, H.: The preoptico-hypophysial neurosecretory system of the medaka, *Oryzias latipes*, and its changes in relation to the annual reproductive cycle under natural conditions. Bull. Fac. Fish. Hokkaido Univ. **21**, 259—268 (1971)

Khanna, S. S., Pant, M. C.: Cyclic changes in the pituitary gland of *Glyptothorax pectinopterus* (McClelland) in correlation with its reproductive cycle. Acta anat. **72**, 148—157 (1969)

Knowles, F., Vollrath, L.: Neurosecretory innervation of the pituitary of the eels *Anguilla* and *Conger*. II. The structure and innervation of the pars distalis at different stages of the life-cycle. Phil. Trans. Royal Soc. London, B **250**, 329—342 (1966)

Lagios, M. D.: Seasonal changes in the cytology of the adenohypophysis, testes and ovaries in the black surfperch, *Embiotoca jacksoni*, a viviparous percomorph fish. Gen. Comp. Endocrinol. **5**, 207—221 (1965).

La Roche, G., Johnson, C. L., Woodall, A. N.: Thyroid function in rainbow trout, *Salmo gairdneri*. Gen. Comp. Endocrinol. **5**, 145 (1965)

Laszlo, F. A., Csernay, L., Kovacs, K.: Untersuchung der Schilddrüsenfunktion bei hypophysenstiellädierten Ratten. Endokrinologie **50**, 72—78 (1966)

Leatherland, J. F.: Studies on the structure and ultrastructure of the intact and "Methallibure"—treated meso-adenohypophysis of the viviparous teleost *Cymatogaster aggregata*. Z. Zellf. **98**, 122—134 (1969)

Leray, C.: Sur la charactérisation histochimique d'un type cellulaire riche en acides sialiques dans la pars distalis de l'hypophyse de la Carpe, (*Cyprinus carpio* L.). C. R. Acad. Sci. **260**, 1271—1273 (1965)

Leray, C., Carlon, N.: Sur la présence d'une dualité parmi les cellules cyanophiles de l'adenohypophyse de *Mugil cephalus* L. C. R. Soc. Biol. (Paris) **157**, 572—575 (1963)

Lynn, W. G., Wachowski, H. E.: The thyroid gland and its functions in cold-blooded vertebrates. Quart. Rev. Biol. **26**, 123—168 (1951)

McConaill, M. A.: The staining of the central nervous system with lead-hematoxylin. J. Anat. (London) **81**, 371—372 (1947)

Marmorino, C., Botte, V., Delrio, G., Chieffi, G.: Le modificazioni delle cellule basofile dell'ipofisi di *Serranus scriba*, Teleosteo ermafrodita sincrono nel corso del ciclo sessuale. Pubbl. Staz. Zool. Napoli **37**, 227—235 (1969)

Marmorino, C., Botte, V., Chieffi, G.: The identification of thyrotropin-secreting cells in the pituitary gland of the hermaphrodite synchronous teleost *Serranus scriba* (L.). Monitore Zool. Ital. (N.S.) **4**, 71—79 (1970)

Mattheij, J. A. M.: The gonadotropic cells in the adenohypophysis of the Blind Mexican fish, *Anoptichthys jordani*. Z. Zellf. **105**, 91—106 (1970)

Matthews, S. A.: The relationship between the pituitary gland and the gonads in *Fundulus*. Biol. Bull. Woods Hole **76**, 241—250 (1939)

Mieszkowska, A., Jasinski, A.: Secretory Activity of Nucleus Preopticus of the goldfish (*Carassius auratus gibelio* Bloch) in the annual cycle. Bull. Acad. Polonaise Sci. **21**, 395—398 (1973)

Müller, W., Djahangiri, F.: Beitrag zur Morphologie der Zellkerne in Hypophysenadenomen. Frankf. Z. Path. **77**, 305—312 (1967)

Öztan, N.: The fine structure of the adenohypophysis of *Zoarces viviparus* L. Z. Zellf. **69**, 699—718 (1966)

Olivereau, M.: Hypophyse et glande thyroide chez les poissons. Année Biol. **30**, 63—80 (1954a)

Olivereau, M.: Hypophyse et glande thyroide chez les poissons. Ann. Inst. Océanogr. **29**, 95—296 (1954b)

Olivereau, M.: Maturation sexuelle de l'Anguille male en eau douce. C. R. Acad. Sci. **252**, 3660—3662 (1961)

Olivereau, M.: Cytologie de l'hypophyse du Cyprin (*Carassius auratus* L.). C. R. Hebd. Seances Acad. Sci. **255**, 2007—2009 (1962)

Olivereau, M.: Cytophysiologie du lobe distal de l'hypophyse des Agnathes et des poissons à l'exclusion de celle concernant la fonction gonadotrope. In: Cytologie de l'adenohypophyse, J. Benoit and C. da Lage (eds.). Coll. Int. C.N.R.S. **128**, 315—330 (1963)

Olivereau, M.: L'hématoxyline au plomb permet-elle l'identification des cellules corticotropes de l'hypophyse des Téléostéens? Z. Zellf. **63**, 496—505 (1964)

Olivereau, M.: Réactions observées chez l'Anguille maintenue dans un milieu privé d'électrolytes, en particulier au niveau du système hypophysaire. Z. Zellf. **80**, 264—285 (1967a)

Olivereau, M.: Observations sur l'hypophyse de l'Anguille femelle, en particulier lors de la maturation sexuelle. Z. Zellf. **80**, 286—306 (1967b)

Olivereau, M.: Etude cytologique de l'hypophyse du muge, en particulier en relation avec la salinité extérieure. Z. Zellf. **87**, 545—561 (1968)

Olivereau, M.: Données cytologiques sur l'adenohypophyse du Gardon, poisson téléostéen. Gen. Comp. Endocrinol. **12**, 378—384 (1969)

Olivereau, M.: Coloration de l'hypophyse avec l'hématoxyline au plomb (H.Pb) données nouvelles chez les téléostéens et comparaison avec les résultats obtenus chez d'autres-vertébrés. Acta zool. (Stockh.) **51**, 229—249 (1970)

Olivereau, M.: Elaboration d'intermédine par les cellules colorées avec l'hématoxyline au plomb dans la pars intermedia de l'anguille: preuves nouvelles et contrôle hypothalamique. C. R. Acad. Sci. (Paris), Ser. D **272**, 102—105 (1971)

Olivereau, M., Herlant, M.: Etude de l'hypophyse de l'Anguille mâle au cours de la reproduction. C. R. Soc. Biol. **154**, 706—709 (1960)

Olivereau, M., Ball, J. N.: Fonction corticotrope et cytologie hypophysaire chez deux téléostéens: *Mollienisia latipinna* et *Anguilla anguilla*. C. R. Acad. Sci. **256**, 3766—3769 (1963)

Olivereau, M., Ball, J. N.: Contribution à l'histophysiologie de l'hypophyse des téléostéens, en particulier de celle de *Poecilia* spec. Gen. Comp. Endocrinol. **4**, 523—532 (1964)

Olivereau, M., Ridgeway, G. J.: Cytologie hypophysaire et antigène sérique en relation avec la maturation sexuelle chez *Oncorhynchus* spec. C. R. Acad. Sci. **254**, 753—755 (1962)

Oordt, P. G. W. J., van: Analysis and identification of hormone producing cells of the adenohypophysis. In: Perspectives in Endocrinology. Barrington, E. J. W., and Jørgensen, C. B. (eds.), p. 405—467. London 1968

Overbeeke, A. P., van, McBride, J. R.: The pituitary gland of the sockeye (*Oncorhynchus nerka*) during sexual maturation and spawning. J. Fish. Res. Board, Canada **24**, 1791—1810 (1967)

Pasteels, J. L.: Correspondance entre les granulations spécifiques des cellules hypophysaires de lactation et la prolactine. Ann. Endocrinol., Paris **22**, 821—825 (1961)

Peter, R. E.: Hypothalamic control of thyroid gland activity and gonadal activity in the goldfish, *Carassius auratus*. Gen. Comp. Endocrinol. **14**, 334—356 (1970)

Phifer, R. F., Midgley, A. R., Spicer, S. S.: Immunohistologic and histologic evidence that follicle-stimulating hormone and luteinizing hormone are present in the same cell type in the human pars distalis. J. Clin. Endocrinol. Metab. **36**, 125—141 (1973)

Pickford, G. E.: A study of the hypophysectomized male killifish, *Fundulus heteroclitus* (Linn.). Bull. Bingham Oceanogr. Coll. **14**, 5—41 (1953a)

Pickford, G. E.: The response of hypophysectomized male *Fundulus* to injections of purified beef growth hormone. Bull. Bingham Oceanogr. Coll. **14**, 46—68 (1953b)

Pickford, G. E., Atz, J. W.: The physiology of the pituitary gland of fishes. New York Zool. Soc., pp. 613 (1957)

Purves, H. D.: Morphology of the hypophysis related to its function. In: Sex and internal secretions. W. C. Young (ed.), Vol. I, 161—239 (1961)

Purves, H., D.: Cytology of the adenohypophysis. In: The pituitary gland. (G. W. Harris and B. T. Donovan, eds.) Vol. 1, p. 147—232. London and Washington: Butterworth 1966

Purves, H. D., Griesbach, W. E.: The site of thyrotrophin and gonadotrophin production in the rat pituitary studied by McManus-Hotchkiss-staining for glycoprotein. Endocrinol. **49**, 244—264 (1951a)

Purves, H. D., Griesbach, W. E.: Specific staining of thyrotrophic cells of the rat pituitary by the Gomori stain. Endocrinol. **49**, 427—428 (1951b)

Purves, H. D., Griesbach, W. E.: The significance of the Gomori staining of the basophils of the rat pituitary. Endocrinol. **49**, 652—662 (1951c)

Purves, H. D., Griesbach, W. E.: Changes in the gonadotrophs of the rat pituitary after gonadectomy. Endocrinol. **56**, 374—386 (1955)

Racadot, J.: Sur la mise en évidence des types cellulaires adénohypophysaires par la méthode de Herlant au bleu d'alizarine acide. Bull. Micr. Appl. **12**, 16—20 (1962)

Reinboth, R.: Morphologische und funktionelle Zweigeschlechtlichkeit bei marinen Teleostiern (Serranidae, Sparidae, Centracanthidae, Labridae). Zool. Jb. Physiol. **69**, 405—480 (1962)

Reinboth, R.: Intersexuality in fishes. Mem. Soc. Endocrinol. **18**, 515—543 (1970)

Reinboth, R.: Hormonal Control of the teleost ovary. Am. Zoologist **12**, 307—324 (1972)

Robertson, O. H., Wexler, B. C.: Histological changes in the pituitary gland of the Pacific Salmon (genus *Oncorhynchus*) accompanying sexual maturation and spawning. J. Morph. **110**, 171—185 (1962)

Romeis, B.: Mikroskopische Technik, 15. Auflage. pp. 695. München: Leibniz 1948

Sage, M.: Responses of pituitary cells of *Poecilia* to changes in growth induced by thyroxine and thiourea. Gen. Comp. Endocrinol. **8**, 314—319 (1967)

Sage, M., Bromage, N. R.: The activity of the pituitary cells of the teleost *Poecilia* during the gestation cycle and the control of the gonadotropic cells. Gen. Comp. Endocrinol. **14**, 127—136 (1970)

Sathyanesan, A. G., Haider, S.: Tetrapodlike features of the hypothalamohypophysial vascularization in the air-breathing teleost, *Heteropneustes fossilis* (Bl.). Gen. Comp. Endocrinol. **17**, 360—370 (1971)

Schally, A. V., Arimura, A., Kastin, A. J., Matsuo, H., Baba, Y., Redding, T. W., Nair, R. M. G., Debeljuk, L., White, W. F.: Gonadotropin-releasing hormone: One polypeptide regulates secretion of luteinizing and follicle-stimulating hormones. Science **173**, 1036—1038 (1971)

Schally, A. V., Kastin, A. J., Arimura, A.: The hypothalamus and reproduction. Amer. J. Obstetr. Gynec. **114**, 423—442 (1972)

Schally, A. V., Kastin, A. J.: Hypothalamic releasing and inhibiting hormones. Gen. Comp. Endocrinol. Suppl. **3**, 76—85 (1972)

Scharrer, E.: Vergleichende Untersuchungen über die zentralen Anteile des vegetativen Systems. Z. Anat. **106**, 169—192 (1936)

Scharrer, E., Scharrer, B.: Neuroendocrinology, pp. 289. New York: Columbia Univ. Press 1963

Schiebler, T., Hartmann, J.: Histologische und histochemische Untersuchungen am neurosekretorischen Zwischenhirn-Hypophysensystem von Teleostiern unter normalen und experimentellen Bedingungen. Z. Zellf. Mikroskop. Anat. **60**, 89—146 (1963)

Schiebler, T., Brehm, H. v.: Über jahreszyklische und altersbedingte Veränderungen in dem neurosekretorischen System von Teleostiern. Naturwissensch. **45**, 450—451 (1958)

Schreibman, M. P.: Studies on the pituitary gland of *Xiphophorus maculatus* (the platyfish). Zoologica **49**, 217—243 (1964)

Schwartz, N. B., McCormack, C. E.: Reproduction: Gonadal function and its regulation. Ann. Rev. Physiol. **34**, 425—472 (1972)

Seghal, A., Sundararaj, B. I.: Effects of various photoperiodic regimens on the ovary of the catfish, *Heteropneustes fossilis* (Bloch) during the spawning and the postspawning periods. Biol. Reprod. **2**, 425—434 (1970)

Serber, B. J.: Giant nucleolar-like structures in the anterior lobe of the hypophysis of the gonadectomized hamster. Anat. Rec. **118**, 407—408 (1954)

Serber, B. J.: A cytological study of the anterior pituitary gland of the normal, gonadectomized and thyroid deficient hamster. Anat. Rec. **131**, 173—192 (1958)

Serber, B. J.: Large nucleolar inclusions in the pituitary gland basophils of the golden hamster. Anat. Rec. **139**, 145—355 (1961)

Sokol, H. W.: Experimental demonstration of thyrotropic and gonadotropic activity in the adenohypophysis of the guppy, *Lebistes reticulatus* (Peters). Anat. Rec. **122**, 451 (1955)

Sokol, H. W.: Cytological changes in the teleost pituitary gland associated with the reproductive cycle. J. Morph. **109**, 219—235 (1961)

Stahl, A.: Sur les réactions entre l'activité neurosecrétoire du noyau du tuber et de la gonadostimulation chez les poissons mugilidés. C. R. Acad. Sci. **239**, 1855—1857 (1954)

Stahl, A.: Recherches sur les élaborations cellulaires et la neurosecrétion dans l'encéphale des poissons téléostéens. Acta anat. **31**, 1—158 (1957)

Stahl, A., Leray, C.: The relationship between diencephalic neurosecretion and the adenohypophysis in teleost fishes. In: Neurosecretion, Proc. 3rd Int. Symp. H. Heller and R. B. Clark (eds.), p. 149—169. London 1962

Sundararaj, B. I.: Correlation between the structure of the pituitary and the changes in the testes of the Indian catfish *Heteropneustes*. Acta anat. **40**, 305—322 (1960)

Sundararaj, B. I., Anand, T. C.: Effects of piscine and mammalian gonadotropins on gametogenesis in the catfish, *Heteropneustes fossilis* (Bloch). Gen. Comp. Endocrinol. Suppl. 3, 688—702 (1972)

Sundararaj, B. I., Seghal, A.: Effects of a long or an increasing photoperiod on the initiation of ovarian recrudescence during the preparatory period in the catfish, *Heteropneustes fossilis* (Bloch). Biol. Reprod. **2**, 413—424 (1970a)

Sundararaj, B. I., Seghal, A.: Responses of the pituitary and ovary of the catfish, *Heteropneustes fossilis* (Bloch) to accelerated light regimen of a decreasing followed by an increasing photoperiod during the postspawing period. Biol. Reprod. **2**, 435—443 (1970b)

Szabo, Z., Molnar, B.: Experimental investigations on neurosecretion in mudfish (*Misgurnus fossilis* L.). Acta Biol. Acad. Sci. Hung. **15**, 383—392 (1965)

Vivien, J. H.: Sur les effets de l'hypophysectomie chez un téléostéen marin, *Gobius paganellus* L. C. R. Acad. Sci., Paris **207**, 1452—1455 (1938)

Vivien, J. H.: Rôle de l'hypophyse dans le déterminsime du cycle sexuel chez les poissons. Bull. Soc. Zool. Fr. **64**, 141 (1939a)

Vivien, J. H.: Rôle de l'hypophyse dans le déterminsime du cycle génitale femelle d'un téléostéen, *Gobius paganellus* L. C. R. Acad. Sci., Paris **208**, 948—949 (1939b)

Vivien, J. H.: Contribution à l'ètude de la physiologie hypophysaire dans ses relations avec l'appareil génital, la thyroide et les corps suprarénaux chez les poissons sélaciens et téléostéens. Bull. Biol. Fr. Belg. **75**, 257—309 (1941)

Vollrath, L.: Über die neurosekretorische Innervation der Adenohypophyse von Teleostiern, insbesondere von *Hippocampus cuda* und *Tinca tinca*. Z. Zellf. Mikroskop. Anat. **78**, 234—260 (1967)

Wingstrand, K. G.: Attempts at a comparison between the neurohypophysial region in fishes and tetrapods, with particular regard to amphibians. In: Comparative Endocrinology, A. Gorbman (ed.), p. 393—403. New York: Wiley 1959

Zaitzev, A. V.: Questions of neurosecretory activity in the ganglion cells of the hypothalamic nuclei of pike and sazan in connection with seasonal manifestation of the gonadotropic function of the hypophysis. Dokl. Acad. Nauk. USSR **101**, 351—354 (1955)

Zambrano, D.: The nucleus tuberis lateralis in the teleost fish *Gillichthys mirabilis* under different experimental conditions. Anat. Rec. **166**, 401 (1970)

Zambrano, D.: The nucleus lateralis tuberis system of the Gobiid fish *Gillichthys mirabilis* III. Functional modifications of the neurons and gonadotropic cells. Gen. Comp. Endocrinol. **17**, 164—182 (1971)

Zambrano, D.: Innervation of the teleost pituitary. Gen. Comp. Endocrinol. Suppl. 3, 22—31 (1972)

Sachregister

Advances in Anatomy Embryology and Cell Biology

Ergebnisse der Anatomie und Entwicklungsgeschichte

Revues d'anatomie et de morphologie expérimentale

Vol. 48 (Fasc. 1—6)

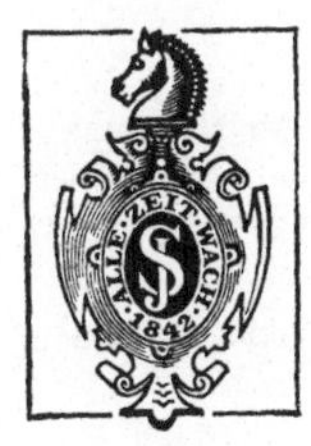

Springer-Verlag Berlin Heidelberg New York 1973/74

Printed by H. Stürtz AG, Universitätsdruckerei, D-8700 Würzburg, Germany

Druck der Universitätsdruckerei H. Stürtz AG, Würzburg

Inhalt/Contents